G. Mödder

Krankheiten der Schilddrüse

G. Mödder

Krankheiten der Schilddrüse

3., aktualisierte und erweiterte Auflage

mit 40 Abbildungen und 2 Tabellen

Mit Illustrationen von
Dr. med. Werner Schützler

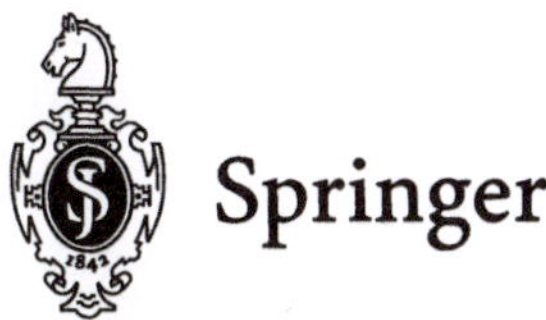 Springer

Prof. Dr. med. Gynter Mödder
Praxis für Nuklearmedizin
Max-Planck-Straße 27a
50858 Köln (Marsdorf)

ISBN 978-3-540-43423-8   ISBN 978-3-642-55763-7 (eBook)
DOI 10.1007/978-3-642-55763-7

ISBN 3-540-43423-2 Springer-Verlag Berlin Heidelberg New York

Bibliografische Information Der Deutschen Bibliothek
Die Deutsche Bibliothek verzeichnet diese Publikation in der Deutschen Nationalbibliografie; detaillierte bibliografische Daten sind im Internet über <http:IIdnb.ddb.de> abrufbar

Springer-Verlag Berlin Heidelberg New York
ein Unternehmen der BertelsmannSpringer Science+Business Media GmbH

http://www.springer.de/medizin

Herstellung: ProEdit GmbH, Heidelberg
Umschlaggestaltung: deblik, Berlin
Satz und Reproduktionen: AM-productions GmbH, Wiesloch
Gedruckt auf säurefreiem Papier   22/3160Re   5 4 3 2 1

Inhaltsverzeichnis

Einführung

Schilddrüsenerkrankungen zählen zu den häufigsten Krankheiten: Etwa 15 % der Menschen in Deutschland sind davon betroffen. Im Vordergrund steht der durch Jodmangel bedingte Kropf (endemische Struma). Aber auch die anderen Krankheiten der Schilddrüse – wie z. B. die Überfunktion (Hyperthyreose) und Unterfunktion (Hypothyreose), Schilddrüsenentzündungen und -krebs – werden in diesem Buch eingehend behandelt.

Neben einer Einführung in Aufbau und Funktion der gesunden Schilddrüse lernt der Leser (bzw. Patient oder Angehörige eines Schilddrüsenkranken) die Erkrankungen, Untersuchungsverfahren und Behandlungsmöglichkeiten kennen. Alle wichtigen, im Zusammenhang mit Diagnostik und Therapie auftretenden Fragen werden beantwortet.

- Welche Beschwerden weisen auf eine Schilddrüsenerkrankung hin?
- Welche Blutuntersuchungen sind bei welcher Erkrankung sinnvoll?
- Ultraschall oder Szintigraphie?
- Weshalb sind Verlaufsuntersuchungen wichtig?
- Ist eine Operation wirklich nötig?
- Wann ist eine Radiojodtherapie besser?
- Wie kann ich mir die Wirkung einer Radiojodtherapie vorstellen?
- Wie komme ich durch Abwägen von Risiken und Chancen zu einem eigenen, möglichst kompetenten Urteil?

Durch verständliche – aber keineswegs anspruchslose – Information soll es dem Leser erleichtert werden, sich von seiner Schilddrüsenkrankheit und -therapie ein Bild zu machen, das selbstverständlich den neuesten wissenschaftlichen Erkenntnissen entspricht. Er wird in die Lage versetzt, als „mündiger Patient" seinem Arzt ein informierter Partner zu sein.

Schreibt ein Wissenschaftler verständlich, wird sein Werk als populärwissenschaftlich eingeordnet, und zwar – falsch verstanden – meist mit negativem Aspekt. Dieses Buch ist erklärtermaßen populärwissenschaftlich, und zwar in einer fundamental positiven Bedeutung, denn was nützt Wissenschaft, wenn sie nur von einem kleinen Kreis von Fachgelehrten verstanden wird? Dazu ein paar Gedanken von C. W. Ceram, dem Autor von „Götter, Gräber und Gelehrte":

> „Die sog. »Sach-Literatur«hat die Aufgabe, die sie bis heute noch nicht im entferntesten erfüllt hat: die davongelaufenen Wissenschaften einzufangen zum Gebrauch. Die unglücklichste Form solcher notwendigen Vermittlung zwischen dem Wissenschaftler (und seinen Ergebnissen) und dem Laien (und seinem Bildungsdrang) ist die sog. »populärwissenschaftliche Schrift«. – Der Irrtum jener, die »populärwissenschaftlich«schreiben wollen, beruht darauf, dass sie eine falsche Vorstellung vom »Laien«haben. Sie konstruieren sich das Modell eines Halbidioten, tragen vor nach dem Leitsatz »Nun stellen wir uns mal ganz dumm«, und verkennen völlig die Tatsache, dass im Zeitalter der Spezialisierung der Physiker ein Laie ist gegenüber dem Botaniker, der Elektronen-Ingenieur gegenüber dem Arzt, der Jurist gegenüber dem Psychologen".

Die Krankheiten der Schilddrüse sind ein besonders kompliziertes, schwerverständliches Kapitel in der Medizin, ein gefürchtetes Prüfungsthema bei Examenskandidaten. Der Autor hat sich vorgenommen, die Fakten und Zusammenhänge so verständlich wie möglich darzustellen, nicht jedoch soweit, dass durch grobe Vereinfachung eine Verfälschung entstünde. Daher mögen manche Kapitel (z. B. über die Schilddrüsenautonomie) einige Ansprüche an den Leser stellen. Der Betroffene jedoch wird zweifellos in der Lage sein, in „seinen" Kapiteln ausreichende Informationen für den Umgang mit seiner Krankheit zu finden.

> Die Krankheiten der Schilddrüse sind kompliziert

Die Fachterminologie wird absichtlich nicht ausgeblendet, im Gegenteil. Es ist auch Ziel dieses Buches, dass der medizinische Laie in die Lage versetzt wird, in „Fachchinesisch" abgefasste Arztbriefe oder Internet-Informationen wirklich zu verstehen. Dazu dient u. a. im Anhang die Erklärung wichtiger Fachausdrücke.

Zwei schlimme Krankheitsfälle

Frau Meyer war eine etwas mollige, ausgeglichene Nachbarin. Man begegnete sich hin und wieder, wechselte ein paar eher belanglose Worte, selten genug ergab sich Gelegenheit zu einem tiefgründigeren Gespräch.

Seit einigen Wochen ist sie jedoch zunehmend verändert. Es begann damit, dass sie eine gewisse innere Unruhe, eine Anspannung und Nervosität erkennen ließ. Dabei war die Ehe allem Anschein nach in Ordnung, der Mann hatte einen sicheren Arbeitsplatz bei der Post, die Kinder brachten in der Schule vernünftige Leistungen. Kurzum: Es gab offensichtlich keinen Grund für diese Veränderung.

Die Kinder beschwerten sich schon bald bei den Spielgefährten über die erhöhte Reizbarkeit der Mutter, der Ehemann war jetzt häufiger in der Eckkneipe anzutreffen.

„Jetzt müssen Sie aber bald mal aufhören mit dem Abnehmen, Frau Meyer. Das Dünne steht Ihnen nicht!"

„Dabei esse ich das Doppelte wie früher und trotzdem nehme ich ab. Ob es an den Durchfällen liegt?"

Frau Meyer klagte ihrer besten Freundin, dass es ihr immer zu warm sei, dass sie furchtbar schwitze. Dabei sei sie doch noch längst nicht in den Wechseljahren. Sie fühle sich nach kleinsten Anstrengungen abgeschlagen, leide unter Herzrasen und Herzstolpern, unter Luftnot, Beklemmungen und Angstgefühlen. Seit Wochen habe sie Schlafstörungen. Außerdem sei sie erschreckend vergesslich geworden, sie könne sich nichts mehr merken.

„Ich fühle mich wie eine Achtzigjährige!"

Tatsächlich konnte Frau Meyer einem Leid tun. Die einstmals rundliche, gemütliche Frau war zu einem klapperdürren Nervenbündel geworden, und die Teetasse in ihrer Hand zitterte so stark, dass die Tischdecke Flecken abbekam.

„Seit wann trägst du eigentlich ständig eine Sonnenbrille?"

„Vor einer Woche habe ich mir eine kaufen müssen. Immer dieses Brennen und Jucken in den Augen. Und dieses Tränen. Schon morgens sehe ich verheult aus und habe dicke Säcke unter den Augen. Am schlimmsten ist die Mittagssonne, die sticht in den Augen, scharf wie Messerstiche. Außerdem geniere ich mich wegen meiner Glubschaugen."

Was die eigene Familie nicht schaffte, das gelang der Freundin: Sie konnte Frau Meyer dazu bewegen, endlich einen Arzt aufzusuchen.

Der Hausarzt erkannte auf Anhieb, worum es sich handelte. Auf dem Überweisungsschein war zu entziffern: „Verdacht auf Hyperthyreose vom Typ Morbus Basedow".

In den folgenden Tagen, Wochen und Monaten wurde Frau Meyer mit einer Fülle von Untersuchungen und Begriffen konfrontiert, von denen sie zuvor noch nie etwas gehört hatte, und von denen einige nichtsdestotrotz eine lebenswichtige Bedeutung für sie erhielten.

Bevor wir uns diesem Gebiet systematisch zuwenden, sei der so ganz und gar andere Fall der Frau Kaiser vorgestellt:

Frau Kaiser war 74 Jahre alt und wohnte in einem privaten Seniorenheim. Als ehemalige Studienrätin in den Fächern Deutsch und Geschichte war sie immer lebhaft interessiert gewesen an der aktuellen Politik und an schöngeistiger Literatur. Seit einer Grippe vor einem halben Jahr hatte sie sich nach Ansicht der Verwandten, die sie bis dahin gerne besuchen kamen, auffallend geändert.

Frau Kaiser interessierte sich nun für nichts mehr. Die abonnierten Zeitungen lagen ungelesen herum, vor dem Fernseher schlief sie unmittelbar nach dem Einschalten ein. Sie war schwerhörig geworden, das einst wache Gesicht war einer schläfrig-gutmütigen Mimik gewichen, die Sprache verlangsamt, die Stimme rau und heiser. Immer war sie in Decken eingehüllt dicht neben der Heizung anzutreffen. Ihr Gesicht wirkte teigig geschwollen, die Haut blassgelblich, trocken und schuppig. Das Personal hatte Mühe, sie an den gemeinsamen Mittagstisch zu bringen. Das Abendbrot ließ sie regelmäßig stehen.

„Das ist das Alter!", meinte der Schwiegersohn, und er stand nicht allein mit seiner Fehldiagnose. Etwas später verstarb Frau Kaiser – an „Altersschwäche".
Dabei wäre ihr so leicht zu helfen gewesen! Eine chronische Schilddrüsenentzündung hatte ihr nach und nach unbemerkt

Diagnose: Hyperthyreose vom Typ Morbus Basedow

Schläfrigkeit und Trägheit

die Schilddrüse zerstört, so dass diese nicht mehr genügend Schilddrüsenhormone produzieren konnte. Mit der versiegenden Energielieferung verlöschte schließlich der letzte Lebensfunke. Wäre die Schilddrüsenunterfunktion rechtzeitig erkannt worden, hätte die tägliche Einnahme einer Tablette eines Schilddrüsenhormonpräparats aus der verdämmernden Greisin wieder die quirlige Frau Kaiser gemacht, die sie vor der unentdeckten Krankheit gewesen war.

In beiden Fällen war der Übeltäter – und damit gleichzeitig das Opfer – nur ein kleines Organ: die Schilddrüse.

Damit wir verstehen lernen, welche krankhaften Veränderungen der Schilddrüse es gibt, wie sie entstehen, mit welchen diagnostischen Verfahren sie entdeckt und wie sie behandelt werden, sollten wir uns als Grundlage ein Bild von der gesunden Schilddrüse verschaffen.

Die gesunde Schilddrüse

Bei der Geburt wiegt die Schilddrüse 1 Gramm und bringt es beim Erwachsenen auf 18 (Frau) bis zu 25 Gramm (Mann). Im höheren Lebensalter schrumpft die Schilddrüse ein wenig.

3.1
Lage und Aufbau der Schilddrüse

Die gesunde Schilddrüse ist weder zu sehen noch zu tasten

Wegen ihrer geringen Größe ist die gesunde Schilddrüse weder von außen zu sehen noch zu tasten. Sie liegt im mittleren bis unteren Drittel des vorderen Halsabschnitts vor der Luftröhre, die sie mit einem rechten und einem linken Lappen seitlich umgreift. Mit diesen 2 Lappen und dem vor der Luftröhre liegenden Verbindungsstück, dem Isthmus, ähnelt die Form der Schilddrüse einem Schmetterling. Die oberen Anteile der Flügel reichen bis zum Schildknorpel des Kehlkopfes (daher der deutsche Name „Schild-Drüse"), die unteren Ränder bis knapp oberhalb des Übergangs vom Hals zum Brustraum.

Die großen Blutgefäße des Halses ziehen seitlich eng an den Schilddrüsenlappen vorbei (Abb. 3.1).

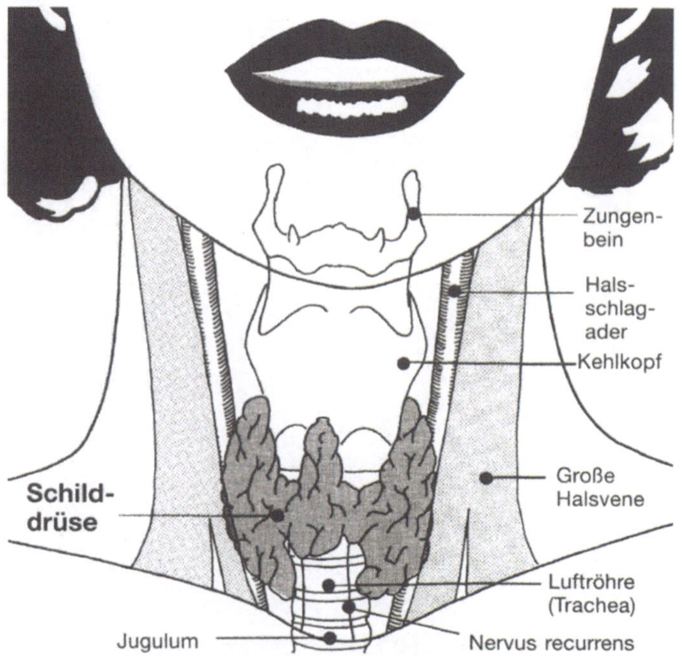

Abb. 3.1. Die Lage der Schilddrüse

Wenden Sie Ihren Hals stark zur Seite und dann zur Gegenseite, so spüren Sie beidseits je einen kräftigen Muskel, die – sich verjüngend – am oberen Brustbeinrand aufeinander zulaufen. Die hier gut tastbare kleine Grube heißt in der Fachsprache „Jugulum", das Brustbein heißt „Sternum". Eine vergrößerte Schilddrüse kann nach unten hinter das Brustbein „retrosternal" wachsen.

In diesem anatomischen Zusammenhang einige weitere Vokabeln, die Ihnen beim Lesen eines Arztbriefes begegnen können:

- Glandula (= Drüse) thyreoidea: Schilddrüse
- Trachea: Luftröhre
- Lobus pyramidalis: Verlängerung des Schilddrüsenisthmus nach oben, eine aus der fetalen Entwicklung herrührende unbedeutende Formanomalie
- Isthmus: Verbindung zwischen beiden Schilddrüsenlappen
- orthotop: an normaler Stelle gelegen
- ektop: außerhalb des Schilddrüsenbereichs gelegen
- kaudal: unten
- kranial: oben

Die Schilddrüse wird stark durchblutet, etwa vier- bis fünfmal mehr als die Nieren und gar hundertmal mehr als die Arm- und Beinmuskeln. Abgesehen davon, dass jedem Schilddrüsenoperateur die auffallend starke Durchblutung des Organs besondere Aufmerksamkeit abverlangt, hat diese Durchblutung natürlich eine herausragende Bedeutung für die normale Funktion der Schilddrüse. Während drüsige Organe wie die Leber und Bauchspeicheldrüse ihren produzierten Saft (Sekret) in ein Gangsystem abgeben, fehlt der Schilddrüse – wie auch allen anderen Hormondrüsen – ein derartiger Transportweg für ihre Wirkstoffe (Hormone). Die Hormondrüsen geben ihren Saft (Inkret) direkt ins Blut ab, von wo aus die Hormone an alle Körperzellen gelangen. Daher also die starke Durchblutung der Schilddrüse.

Wichtig ist die Nachbarschaft der Schilddrüse. Vergrößert sie sich nämlich, kann es zu Verlagerung und Einengung der Luftröhre kommen. Oder die großen Halsvenen werden abgedrückt, und es entsteht das Bild der „Einflussstauung" (vgl. Abb. 7.4).

Seitlich der Schilddrüse zieht beidseits ein Nerv in die Brusthöhle hinab, wo er sich um ein großes Blutgefäß schlingt und dann wieder halsaufwärts umkehrt: der Stimmbandnerv. Wegen dieses Verlaufs heißt er „N. laryngeus recurrens" (recurrens = zurücklaufend). In der Furche zwischen Luft- und Speiseröhre zieht er an der Hinterfläche der Schilddrüse zum Kehlkopf (Larynx) hoch, wo er die inneren Kehlkopfmuskeln und damit die Stimmbänder versorgt. Drückt eine knotig vergrößerte Schilddrüse gegen diesen Nerv, kann es zu Stimmveränderungen wie einer Heiserkeit kommen. Wird der N. recurrens bei einer Operation einseitig geschädigt, kann eine Heiserkeit, verbunden mit einer geringeren Lautstärke, auftreten. Daher wird bei der Operation peinlichst auf die Schonung dieses für die sprachliche Kommunikation so wichtigen Nerven geachtet.

Am hinteren Rand der Schilddrüsenkapsel liegen die Nebenschilddrüsen, vier insgesamt. Sie sind ebenfalls Hormondrüsen; sie produzieren das für den Kalziumstoffwechsel wichtige Parathormon. Bei einer Schilddrüsenoperation wird auch auf die Erhaltung dieser nur linsengroßen Strukturen geachtet.

Die Schilddrüse besteht mikroskopisch aus Läppchen, die aus einer Vielzahl kleiner bläschenartiger Gebilde, den Follikeln, zusammengesetzt sind. Diese kugeligen bis schlauchartigen Strukturen sind etwa 0,25–0,5 mm groß und werden von einer Zelltapete (Follikelepithel) ausgekleidet. Diese Zellen sind die Thyreozyten. Sie umgeben das Kolloid, in dem sich das Thyreoglobulin, Speicherstoff für die Schilddrüsenhormone, befindet.

Form und Größe dieser Follikel, die Gestalt der Zellschicht und der Gehalt an Kolloid im Innern des Follikels ändern sich mit dem Funktionszustand. Bei einer verstärkten Aktivität werden die Zellen zylindrisch, bei verminderter Funktion flachen sie ab.

3.2
Funktion

3.2.1
Bildung der Schilddrüsenhormone

Stellen Sie sich den Schilddrüsenhormonstoffwechsel einmal als industrielles Unternehmen vor. Die Schilddrüse ist darin die Fabrik, die Schilddrüsenhormone herstellen soll. Wie eine Stahlfabrik als Rohstoff Eisenerz benötigt, braucht die Schilddrüse Jod. Die Tatsache, dass wir in einem Jodmangelgebiet leben, wird uns noch intensiv beschäftigen.

Das mit der Nahrung zugeführte Jod wird im Verdauungstrakt freigesetzt und gemeinsam mit vielen anderen Stoffen ins Blut aufgenommen. Gelangen die Jodteilchen auf dem Transportweg über die Blutgefäße in die Schilddrüse, werden sie von den Schilddrüsenzellen (Thyreozyten) aus dem Blut heraus in die Fabrik aufgenommen.

Die Schilddrüse arbeitet wie eine Fabrik

Jod aus der Nahrung wird in der Schilddrüse in Aminosäuren eingebaut

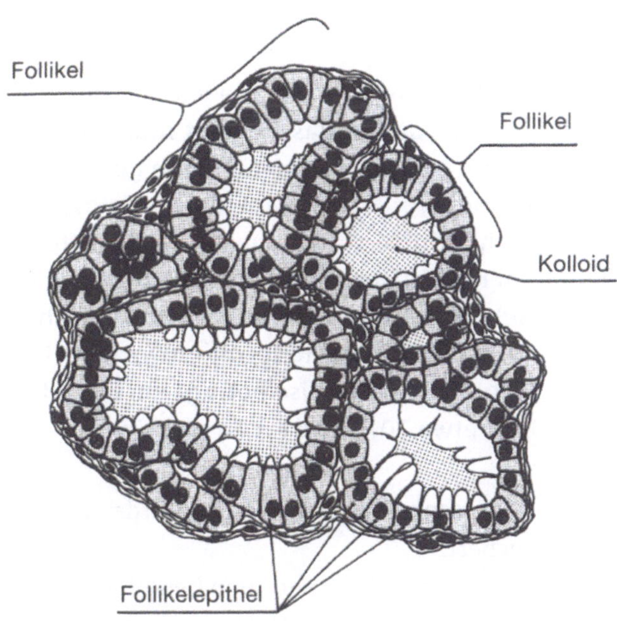

Abb. 3.2. Die Feinstruktur der Schilddrüse. Die Schilddrüse ist aus Bläschen (Follikeln) aufgebaut, deren Wand aus den Schilddrüsenzellen (Thyreozyten) besteht. Im Follikelinnern befindet sich das Kolloid mit dem Thyreoglobulin. Zwischen den Follikeln, in den Zwickeln, liegen Blutgefäße, Lymphbahnen und die C-Zellen. (Näheres s. Text)

Seit 1996 weiß man genauer, wie dies funktioniert. In der dem Follikelinneren abgewandten Membran der Schilddrüsenzelle befindet sich ein Eiweißstoff, der den aktiven Transport von Jodid in die Zelle katalysiert. Dieses Protein wird als Natriumjodidsymporter bezeichnet. Die Aktivität des Transportsystems ist vom TSH und vom Jodangebot abhängig.

In der Schilddrüsenzelle sind bereits Rohteile fertigmontiert, in die nur noch das Jod eingebaut zu werden braucht. Wird in die bereitstehende Aminosäure Tyrosin nur ein Jodatom eingebaut, heißt das Produkt Monojodtyrosin, werden zwei Jodatome eingebaut, entsteht Dijodtyrosin. Beide sind nur Zwischenprodukte.

Trijodthyronin

Ein letzter Syntheseschritt führt zu den fertigen Produkten. Werden ein Molekül Monojodtyrosin und ein Molekül Dijodtyrosin gekoppelt, entsteht Trijodthyronin, abgekürzt T3.

Tetrajodthyronin

Werden 2 Moleküle Dijodtyrosin gekoppelt, entsteht Tetrajodthyronin, abgekürzt T4 oder Thyroxin. (Eine weitere Bezeichnung ist Levothyroxin, die wir bei der Abhandlung der medikamentösen Therapie bevorzugt verwenden werden.

> **Also: Wichtigster Grundstoff für die Bildung der Schilddrüsenhormone ist das Element Jod. Normalerweise mit der Nahrung aufgenommen gelangt es durch Resorption ins Blut und auf diesem Transportweg in die Schilddrüse, wo es von den Thyreozyten aufgenommen wird. Durch einige Fabrikationsschritte (Synthese) entstehen die beiden Schilddrüsenhormone Trijodthyronin (T3) und Tetrajodthyronin (T4 oder Thyroxin). Normalerweise beträgt die Produktionsrate für T3 etwa 10 % und für T4 etwa 90 %.**

Die fertigen Schilddrüsenhormone T3 und T4 werden im Thyreoglobulin gespeichert.

Wird im Blut mehr Schilddrüsenhormon benötigt, nehmen die Schilddrüsenzellen (Thyreozyten) etwas Thyreoglobulin aus dem Kolloid auf, befreien T3 und T4 aus der Speicherform und geben die freien Hormone ins Blut ab, wo sie allerdings sofort wieder gebunden werden (siehe unten).

T3 ist um ein Vielfaches wirksamer als T4 und daher in deutlich niedrigerer Konzentration im Blut vorhanden. Überwiegend gibt die Schilddrüse also das harmlosere Hormon T4 ins Blut ab, sozusagen als zirkulierenden Vorrat. Braucht eine Zelle irgendwo im Körper das hochwirksame T3, wird vom nächstbesten T4 einfach ein Jodatom abgespalten, und ein frischgebackenes T3 steht blitzschnell bedarfsgerecht zur Verfügung.

So erwünscht die blitzschnelle Bereitstellung im Bedarfsfall auch ist, so gefährlich kann sie bei Störungen im System werden. Daher ist eine weitere Sicherung eingebaut:

T3 und T4 kommen nur zu einem winzigen Anteil frei im Blut vor. Zu 99,95 % sind die Hormone an sog. Transporteiweiß gebunden und – auf diese Weise an die Kette gelegt – biologisch unwirksam.

Noch vor einigen Jahren konnte man die Schilddrüsenhormone nur in dieser ihrer gebundenen Form bestimmen. Dank modernster Labormethoden gelingt heute die direkte Messung der biologisch aktiven freien Schilddrüsenhormone, so dass auf die, früher breiten Raum einnehmende, Darstellung der Bindungsproteine im Rahmen dieses Buches verzichtet wird.

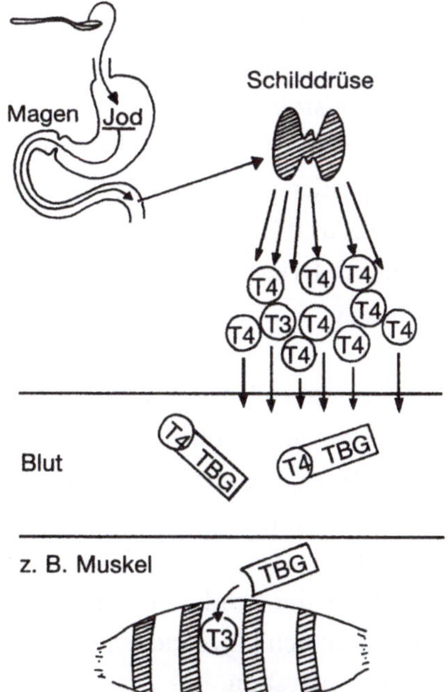

Abb. 3.3. Das von der Schilddrüse freigesetzte T3 und T4 wird im Blut sofort an so genannte Bindungsproteine gebunden und erst bei aktuellem Bedarf eines konkreten Verbrauchers, z. B. einer Muskelzelle, wieder vom Protein losgekoppelt. Das biologisch aktive freie T3 kann in die Zelle eindringen und den zellulären Energiehaushalt ankurbeln

Die Konzentration an freiem T3 und T4 im Blut wird relativ konstant gehalten (vgl. Abb. 3.3).

3.2.2
Wirkung der Schilddrüsenhormone

Die Schilddrüsenhormone wirken an sämtlichen Körperzellen. Schon vor der Geburt fördern sie Wachstum und Entwicklung. Als Hauptwirkung ist die Energiegewinnung und -umwandlung aus der Nahrungsenergie anzusehen. Damit beeinflussen die Schilddrüsenhormone alle Stoffwechselvorgänge der ungefähr 60 Billionen Zellen, aus denen der Körper besteht. Die Energieumwandlungsprozesse benötigen Sauerstoff und produzieren Wärme. Daher friert ein Patient mit Schilddrüsenunterfunktion, einer mit Überfunktion schwitzt stark.

Vorwiegend kommen die Wirkungen der Schilddrüsenhormone durch T3 zustande. Wie T3 in die Körperzellen dringt, ist noch nicht ganz aufgeklärt. Über den Zellkern werden stoffwechselaktivierende Gene stimuliert.

Die Schilddrüsenhormone wirken aktivierend auf:

- Wachstum und Entwicklung beim Kind,
- Energiehaushalt,
- Temperaturregulation,
- Eiweiß-, Fett- und Kohlenhydratstoffwechsel,
- Muskelstoffwechsel,
- Mineralhaushalt (Knochenstoffwechsel),
- körperliche und geistige Leistungsfähigkeit,
- Herz- und Kreislauffunktion,
- andere Drüsen (z. B. Keimdrüsen),
- Psyche.

Eine Funktion wird in ihrer Bedeutung oft erst dann erkannt und einprägsam anschaulich, wenn sie gestört ist. Und daher werden wir die Wirkung der Schilddrüsenhormone besser verstehen, wenn wir uns den Krankheiten der Schilddrüse zuwenden.

Doch zuvor muss uns der so genannte Regelkreis beschäftigen. Denn die Schilddrüse funktioniert normalerweise nicht isoliert vor sich hin, sondern ist eingebunden in ein kompliziertes Kontrollsystem.

3.3
Regelkreis

Es ist für den Körper lebenswichtig, dass – angepasst an den aktuellen Bedarf – immer die richtige Konzentration von Schilddrüsenhormonen an den Verbrauchsorten (wie beispielsweise den Muskelzellen) aufrechterhalten wird. Dies kann nur gewährleistet werden, wenn auch im Blut die „richtige" Konzentration an Schilddrüsenhormonen – im richtigen Verhältnis von gebundener und freier Form – bereitgestellt wird. Und das kann nur klappen, wenn die Freisetzung der Schilddrüsenhormone aus der Schilddrüse richtig funktioniert, was wiederum voraussetzt, dass alle Syntheseprozesse in der Schilddrüse regelrecht ablaufen. Und damit alle diese Schritte auch tatsächlich normal in Gang gehalten werden, bedarf es der ausreichenden Zufuhr des „Rohstoffs" Jod.

3.3.1
Kontrolle ist nötig

Es ist leicht einzusehen, dass das komplexe Zusammenspiel all dieser Prozesse eines übergeordneten Zentrums bedarf. Dieses Kontroll- und Steuerorgan ist die Hirnanhangsdrüse (Hypophyse), die, knapp bohnengroß und mit einem Stiel mit dem Hirn verbunden, an der Schädelbasis liegt.

Greifen wir auf unser Modell von der Schilddrüsenfabrik zurück:

Die einzelnen Fabrikationsschritte und ihre Verknüpfung untereinander werden also permanent von einem Kontrollorgan überwacht. Wie funktioniert das?

Über das Blut als Transportmittel wird der Hypophyse jederzeit die aktuelle Schilddrüsenhormonkonzentration im Blut mitgeteilt und damit die Arbeitsleistung der Fabrik. Die Menge des Produkts (T3 und T4) ist der entscheidende Parameter, an dem sich ablesen läßt, ob auch alles andere, das mit der Herstellung dieses Produkts verbunden ist, quantitativ und qualitativ stimmt.

Diese bloße Kontrolle wäre sinnlos, hätte die Hypophyse nicht die Möglichkeit zu wirksamen Eingriffen:

Die Hirnanhangsdrüse regelt die Hormonkonzentration im Blut

Sinkt die Hormonkonzentration im Blut ab, ist eine Regulierung erforderlich. Das Aufsichtsorgan Hypophyse veranlasst die Fabrik Schilddrüse, mehr Produkte ins Blut abzugeben. Am raschesten gelingt die Korrektur, indem die Fabrik Lagerbestände räumt. Darüber hinaus sorgt der Aufseher für langfristigen Nachschub: Er bewirkt, dass der Rohstoff Jod verstärkt resorbiert wird und vor allem, dass die Synthese der Hormone beschleunigt abläuft.

3.3.2
TSH

Das Instrument, das der Hirnanhangsdrüse für diese Aufgaben zur Verfügung steht, heißt TSH (Abkürzung von: Thyreoidea stimulierendes Hormon).

Die Hirnanhangsdrüse regelt auch den Stoffwechsel der Sexual- und Nebennierenrindenhormone

Die Hirnanhangsdrüse ist übrigens die Schaltzentrale für den Stoffwechsel vieler anderer Hormone (z. B. der Sexualhormone und der Nebennierenrindenhormone), so dass der Schilddrüsenhormonstoffwechsel in mannigfacher, zum Teil noch unbekannter Weise mit dem übrigen Hormonhaushalt des Körpers verknüpft ist. Die für die Schilddrüse kompetente Abteilung der Schaltzentrale ist im Vorderlappen der Hypophyse untergebracht.

TSH hat eine dreifache Wirkung

Das von der Hypophyse ins Blut abgegebene TSH besitzt also drei Wirkungen: Es fördert die Jodaufnahme in die Schilddrüse, regt die Hormonsynthese in der Schilddrüse an und sorgt für die Abgabe von T_3 und T_4 ins Blut.

Jahrzehntelang war man der Meinung, dass TSH allein der entscheidende Faktor für eine Größenzunahme der Schilddrüse sei. Wenn es der Hypophyse langfristig nicht gelingt, durch die genannten Maßnahmen die erwünschte ausreichende Schilddrüsenhormonproduktion zu erzielen, wird die Fabrik einfach vergrößert. Diese Hypothese von der kropferzeugenden (strumigenen) Wirkung des TSH war u. a. durch Versuche an jodarm ernährten Ratten erarbeitet worden: Mit zunehmender Jodverarmung stieg die TSH-Konzentration und mit zunehmender TSH-Konzentration im Blut wuchs auch proportional ihre Schilddrüse.

Die Hypothese ist allerdings inzwischen weitgehend verlassen worden, da auch die klinische Erfahrung lehrt, dass sich bei Patienten mit einem Kropf in der Regel normale TSH-Werte im Blut finden. Auf einen neuen Erklärungsversuch der Kropfentstehung wird im Kapitel über die Struma eingegangen (vgl. Seite 97).

Nur in Kürze sei hier die heute gültige Ansicht vorweggenommen:

Die TSH-Ausschüttung der Schilddrüse ist für das vermehrte Wachstum der einzelnen Schilddrüsenzellen (Thyreozyten) verantwortlich. An der Entstehung eines Kropfes (Struma) ist jedoch noch eine zweite Komponente beteiligt: die einzelnen Thyreozyten vermehren sich auch. Die erste Wachstumsart wird Hypertrophie genannt und ist also durch eine vermehrte TSH-Ausschüttung aus dem Hypophysenvorderlappen verursacht. Die zweite Wachstumsart wird Hyperplasie genannt und wird – das ist die neueste Erkenntnis – durch Jodmangel in der Schilddrüse verursacht. Beide Wachstumskomponenten sind bei der Kropfentstehung gleichzeitig, aber durchaus in unterschiedlichem Ausmaß vorhanden (Näheres dazu auf Seite 97).

Im Nachhinein mag es erstaunlich und unbegreiflich erscheinen, dass jene Tierversuche von 1965 so unvollständig gedeutet wurden und fast 30 Jahre lang das wissenschaftliche Bild der Kropfentstehung geprägt haben. Schon damals hätte ein simpler Blick auf die Ergebnisse zeigen müssen, dass die Struma nicht nur proportional dem TSH-Anstieg, sondern – viel elementarer – umgekehrt proportional dem Jodgehalt wuchs (Abb. 3.4). Forschung heißt im Englischen „research". Wörtlich könnte man research übersetzen mit „Wieder-Suche". Wie unser Beispiel zeigt, ist es manchmal fortschrittlich, 3 Jahrzehnte alte Arbeiten wiederzusuchen, allerdings – und das mag die Klippe sein – mit dem Wissen von Heute.

Die Hypophyse und die Schilddrüse sind in Form eines Regelkreises miteinander verbunden. Eine verminderte Hormonkonzentration im Blut erzeugt eine vermehrte Freisetzung von TSH aus der Hypophyse. Steigt die Schilddrüsenhormonkonzentration daraufhin an, wird die TSH-Freisetzung der Hirnanhangsdrüse gebremst.

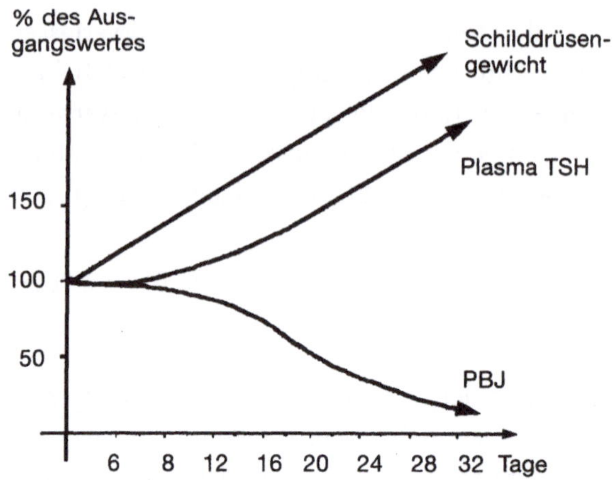

Abb. 3.4.   Tierexperimentelle Ergebnisse: Je stärker der Jodgehalt (PBJ) der jodman-
gelernährten Ratten abfällt, um so stärker steigt der TSH-Spiegel im Blut und damit
auch das krankhafte Wachstum der Schilddrüse. (Näheres s. Text)

Das System funktioniert im Grunde wie ein technischer Regelkreis, beispielsweise wie ein Thermostat. Der Thermostat registriert die vorgegebene Raumtemperatur und veranlasst den Brenner zum Ein- oder Ausschalten. In Analogie hierzu entspricht die vorgegebene Raumtemperatur der Schilddrüsenhormonkonzentration im Blut, der Thermostat der Hirnanhangsdrüse und der Brenner der Schilddrüse.

Eine praktische Konsequenz aus der Annahme einer strumigenen (kropferzeugenden) Wirkung des TSH und der Kenntnis des Regelkreises ist die Therapie mit Schilddrüsenhormonen: Durch Einnahme von Thyroxinpräparaten steigt die Hormonkonzentration im Blut, und die TSH-Ausschüttung wird gebremst.

3.3.3
TRH

Die Hypophyse ist zwar der Aufseher über die Schilddrüse, aber es gibt noch einen Oberaufseher. Die eigentliche Kommandozentrale des Schilddrüsenhormonstoffwechsels sitzt oberhalb der Hypophyse und zwar in den unteren Anteilen des Zwischenhirns, dem Hypothalamus (Abb. 3.5).

Abb. 3.5.

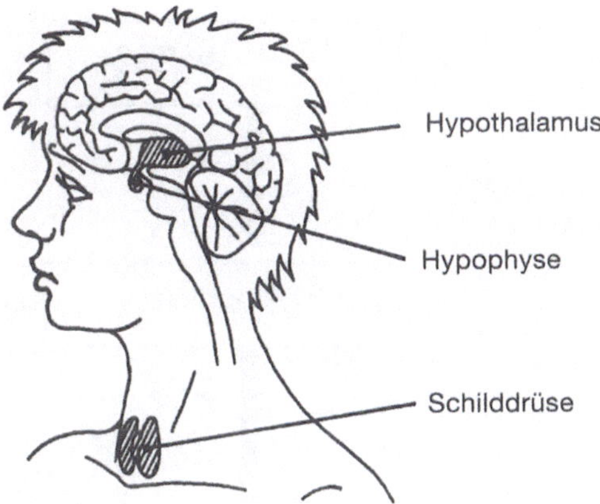

Dort wird ein Hormon gebildet, das die Hypophyse anregt. Das Hormon heißt Thyreotropin Releasing Hormone, abgekürzt TRH. (Thyreotropin ist ein Synonym für TSH; releasing bedeutet: freisetzend). TRH bedeutet somit „TSH freisetzendes Hormon".

TRH und TSH sind im Sinne eines Regelkreises („Feedback-System") miteinander verbunden (vgl. Abb. 3.6). Ob es wirklich eine strenge Befehlshierarchie vom Hypothalamus zur Hypophyse (mittels TRH) und von dort zur Schilddrüse (mittels TSH) gibt, oder ob der „große Feedback-Mechanismus" (System Hypophyse – Schilddrüse) nicht auch direkt mit dem „kleinen Feedback-Mechanismus" (Hypothalamus – Hypophyse) verknüpft ist, ist bislang unklar.

Der TRH-TSH-Regelkreis

Noch weniger weiß man darüber, ob und auf welche Weise auch der Hypothalamus irgendwelche Befehle von „oben" erhält. Bislang ist nur in hohem Maße zu vermuten, dass die Großhirnrinde, in der Sinneseindrücke verarbeitet werden, die „tieferen" Hirnzentren beeinflusst. Wie sonst wäre auch die psychosomatische Potenz der Schilddrüse zu erklären?

An dieser Stelle sei auch eine ganz und gar unwissenschaftliche Frage gestattet: Warum liegt dieses kleine Organ Schilddrüse geradezu als Wegelagerer am Engpass zwischen Psyche (Gehirn) und Soma (gesamter übriger Körper)?

Der Regelkreis kann gestört sein

Die geschilderten Fakten und Begriffe sind von außerordentlich praktischem Interesse für jeden Schilddrüsenkranken. Denn nahezu bei jedem Patienten, dessen Schilddrüse unter-

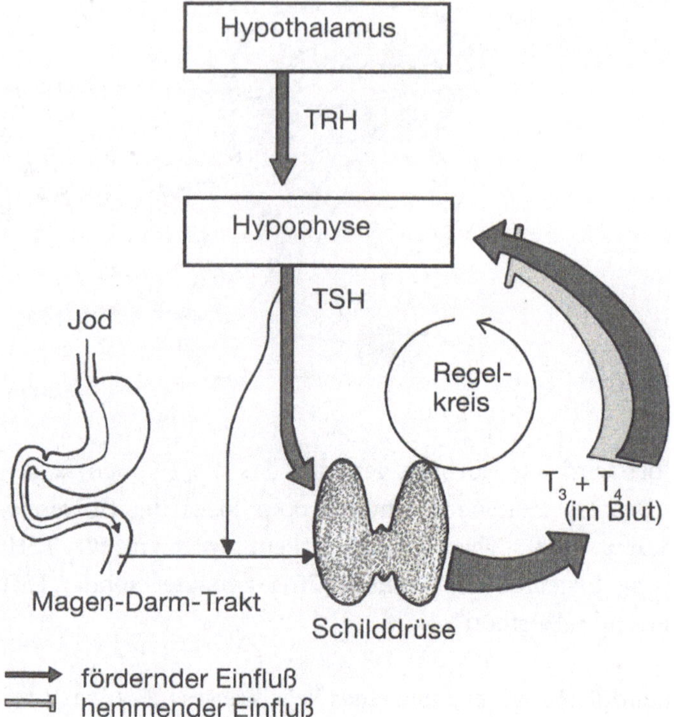

Abb. 3.6.   Schema des Regelkreises. Der „Oberaufseher" (Hypothalamus) setzt mit seinem Instrument TRH den „Aufseher" (Hypophyse) unter Druck, und der gibt mit seinem Instrument TSH den Druck weiter an die „Fabrik" (Schilddrüse). Die „Fabrikarbeiter" („Follikel" reagieren mit stimuliertem Fleiß, indem sie die Synthese der Produkte (Schilddrüsenhormone T3 und T4) steigern. Die erhöhte Produktionsrate kommt den „Verbrauchern" (Zellen in den Organen) zugute. Die im Blut kreisende Konzentration an Produkten (T3 und T4) wird kontinuierlich an die „Aufsichtsbehörde" (Hypophyse und Hypothalamus) gemeldet, sodass das Zusammenspiel aller Beteiligten eine normale, jederzeit bedarfsangepasste Versorgung aller Körperzellen mit Schildrüsenhormonen gewährleistet

such wird, wird über Blutabnahmen T3, T4 und TSH bestimmt. Oft wird auch der TRH-Test durchgeführt. Und ein so genannter Suppressionstest dient der Prüfung, ob der Regelkreis normal funktioniert. Der Regelkreis kann nämlich krankhafterweise gestört, „entkoppelt" sein. Man redet dann von einer Autonomie. Eine ausführliche Darstellung der genannten Tests findet sich in den Diagnostikkapiteln (Seite 35ff u. 59ff). Der Schilddrüsenautonomie ist wegen ihrer Bedeutung ein ganzes Kapitel gewidmet (vgl. Seite 106ff).

Vielleicht bemerken Sie selbst eine Zunahme des Halsumfangs, indem Hemd- oder Blusenkragen nicht mehr so gut wie früher zu schließen sind, eine Halskette enger geworden ist, oder Sie wurden durch Ihren Hausarzt, durch Kolleginnen oder Bekannte auf eine Vergrößerung Ihrer Schilddrüse aufmerksam gemacht. Vielleicht führ(t)en auch ernste Beschwerden, die Sie selbst nie und nimmer einer Schilddrüsenkrankheit zugeschrieben hätten, Sie in die Praxis Ihres Hausarztes oder/und die eines Schilddrüsenspezialisten.

Egal, ob Sie Ihren Hausarzt aufsuchen oder von ihm zu einem Spezialisten überwiesen werden, es werden einige Untersuchungen erforderlich sein. Damit sollen Sie in diesem Kapitel vertraut gemacht werden.

Am Beginn jeglicher ärztlichen Untersuchung, auch wenn sie zu guter Letzt komplizierte technisch-apparative Diagnostik einschließt, stehen immer zwei simple, aber ungeheuer wichtige Verfahren: die Anamnese und die körperliche Untersuchung.

4.1
Anamnese

Die Anamnese (griech. „Erinnerung"; bezeichnet die Vorgeschichte der Krankheit) ist nach der Aufnahme der Personalien das erste Thema, das auf Sie zukommt. Der Arzt will wissen, welche Beschwerden Sie haben.

In vielen modernen Fachpraxen läuft die Erhebung der Anamnese so ab, dass Sie in einem ersten Schritt von einer Praxishelferin einen speziellen Fragebogen ausgehändigt bekommen, den Sie im Wartezimmer möglichst genau ausfüllen sollten. Oder aber eine speziell ausgebildete Arzthelferin (oder medizinisch-technische Assistentin, MTA) befragt Sie anhand einer Checkliste zu Ihren Beschwerden. Anhand dieser Vorinformationen kann sich der Arzt oft bereits mit einem Blick ein Bild von Ihrer Krankheit machen und eine Verdachtsdiagnose im Hinterkopf entwickeln. Wenn Sie dann in sein Sprechzimmer gerufen werden, genügen oft einige gezielte Zusatzfragen, um die Verdachtsdiagnose ein wenig mehr zu erhärten. Auch Sie selbst können sich dabei darauf konzentrieren, die Sie interessierenden wichtigen Fragen ins Gespräch zu bringen, denn Sie haben ja in der Vorphase erfahren, worauf es ankommt, und Sie können Dinge, die Sie vergessen haben sollten, nachtragen.

Falls die Schilddrüse schon einmal zu einem früheren Zeitpunkt untersucht wurde, empfiehlt es sich, die Vorbefunde mitzubringen. Sie ersparen möglicherweise überflüssige Kontrolluntersuchungen. In jedem Falle aber liefern die Vorbefunde wichtige Aufschlüsse über den Verlauf der Erkrankung.

Ein Gespräch ist besonders dann effektiv, wenn Sie selbst einigermaßen gut vorbereitet sind. Daher hier ein Liste von Fragen, die zur richtigen Diagnose und Therapie beitragen können:

- Kommen Schilddrüsenerkrankungen in der Verwandtschaft vor?
- Wurde bei Ihnen die Schilddrüse schon einmal untersucht?
  - Wann zum ersten, wann zum letzten Mal?
- Wurde bei Ihnen die Schilddrüse behandelt?
  - Wann? Mit Medikamenten (Präparat und Dosis)? Durch Operation? Mit einer Radiojodtherapie?
- Haben Sie Beschwerden am Hals?
  - Kloßgefühl? Schluckbeschwerden? Fremdkörpergefühl? Schmerzen? Luftnot? Heiserkeit? Anschwellen bei Aufregung?
- Hat sich die Schilddrüsenvergrößerung verändert? Sind Knoten vorhanden?
- Wann wurde erstmals eine Schilddrüsenvergrößerung festgestellt?
- Haben Sie Beschwerden an den Augen? Vermehrtes Tränen? Augenjucken? Verschwommenes Sehen? Hervorgetretene Augen? Lichtempfindlichkeit? Doppelbilder?
- Welche Medikamente nehmen Sie ein?
  - (Alle Präparate, auch homöopathische, und Dosierung.)
- Wird in Ihrem Haushalt Jodsalz verwendet?
- Ist in letzter Zeit bei Ihnen eine Röntgenuntersuchung mit jodhaltigem Kontrastmittel durchgeführt worden?

Bei folgenden Beschwerden interessiert besonders auch der Zeitraum:

- Haben Sie an Körpergewicht abgenommen?
  - Wie viel Kilogramm in welcher Zeit? Ungewollt? War der Appetit dabei normal?
- Haben Sie an Körpergewicht zugenommen ? (Zusatzfragen wie oben)
- Neigen Sie zur Gewichtszunahme, wenn Sie nicht gehörig mit Essen aufpassen?
- Sind Sie innerlich unruhiger geworden?
  - Waren Sie schon immer ein „nervöser Typ"?
- Können Sie Wärme nicht mehr so gut vertragen?
  - Schwitzen Sie schnell am ganzen Körper?
- Frieren Sie leicht?
  - Haben Sie oft kalte Hände und Füße?
- Ist Ihre Haut trocken und schuppig?
- Leiden Sie unter vermehrtem Haarausfall?
- Ist Ihr Pulsschlag dauernd erhöht oder unregelmäßig? Herzstolpern?
- Leiden Sie an Schwellungen (Ödemen) am Körper?
- Leiden Sie an Verstopfung?
- Haben Sie vermehrt Stuhlgang? Durchfälle?
- Sind Sie müder und langsamer geworden?
- Leiden Sie unter Antriebsschwäche, Lustlosigkeit?
- Leiden Sie an Depressionen und Angstzuständen?
- Fühlen Sie sich gleichzeitig „kaputt" und „übernervös"?
- Haben Sie weitere Beschwerden?
- Bestehen andere Krankheiten?

Zusätzliche Fragen für Frauen:
- Nehmen Sie weibliche Hormone ein („Pille", Östrogene)?
- Sind Sie schwanger? Stillen Sie?

Viele Symptome treten nicht nur bei Schilddrüsenerkrankungen sondern auch bei anderen Krankheiten auf

Bei der Durchsicht der Fragen wird Ihnen aufgefallen sein, dass man sie nach lokalen Beschwerden (am Hals) und nach allgemeinen Beschwerden (im übrigen Körper) unterteilen kann.

Eine Anmerkung: Die aufgeführten Beschwerden deuten nicht zwingend auf eine Schilddrüsenkrankheit hin, da viele Symptome auch bei anderen Krankheiten vorkommen. Andererseits bedeutet der Umstand, dass keine einzige Beschwerde auf Sie persönlich zutrifft, noch lange nicht, dass Ihre Schilddrüse kerngesund sei. Gerade die häufigste der Schilddrüsenerkrankungen, der übliche Kropf (euthyreote Struma), geht längere Zeit ohne Lokal- und Allgemeinbeschwerden einher und gilt trotzdem als behandlungsbedürftig.

4.2
Körperliche Untersuchung

Nach der Anamnese folgt die körperliche Untersuchung.

Der Arzt schaut aufmerksam auf Ihren Hals und fordert Sie zum Schlucken auf.

Dann tastet er die Schilddrüsenregion ab, indem er hinter Sie tritt. Manche Ärzte tasten auch von vorne die Schilddrüse ab. Mit den Fingern lassen sich eine Vergrößerung der Schilddrüse, die Konsistenz (weich oder derb), knotenförmige Veränderungen und ein Schwirren (verstärkte Durchblutung bei Überfunktion) ertasten sowie die Schluckverschieblichkeit der Struma prüfen und umschriebene oder ausgedehntere Schmerzhaftigkeit lokalisieren.

Mit den Fingern lassen sich Vergrößerung, Konsistenz und Schmerzhaftigkeit der Schilddrüse prüfen

Diese einfache Untersuchung erlaubt bereits eine Stadieneinteilung eines eventuell vorhandenen Kropfes.

Der Puls wird gemessen, die Augenpartie sorgfältig gemustert (bei Verdacht auf Basedow-Erkrankung), die Hautbeschaffenheit (am Unterarm) angeschaut. Auf Aufforderung strecken Sie die Hände mit gespreizten Fingern vor. Zittern die Finger ganz leicht („feinschlägiger Tremor")? Und während der Erhebung der Anamnese und des körperlichen (klinischen) Untersuchungsbefundes registriert der Arzt – halb unbewusst, mit einem modischen Begriff: „aus dem Bauch heraus" – sehr genau Ihr Verhalten. Ist die Patientin oder der Patient vor ihm nervös und zappelig, gereizt, träge, desinteressiert? Reißt sich der Patient ungeheuer zusammen?

Augenpartie und Hautbeschaffenheit lassen Schlüsse zu

Bis zu diesem Punkt wurde noch kein einziger Apparat der hochtechnisierten Medizin eingesetzt, und dennoch hat sich im Kopf Ihres Arztes bereits eine Verdachtsdiagnose geformt.

Die Verdachtsdiagnose wird mit modernsten apparativen Methoden abgesichert

Eine Verdachtsdiagnose ist aber noch keine hieb- und stichfest abgesicherte Diagnose, und die ist in den allermeisten Fällen nur mit den modernen apparativen Methoden möglich. Die vor Jahrzehnten übliche Bestimmung des „Grundumsatzes" ist überholt wie der Feuerstein durch das Gasfeuerzeug. Und was sind noch so sensible Fingerbeeren und scharfe Augen gegen die brillanten Ergebnisse, die das Ultraschallgerät fern jeder Subjektivität auf den Monitor zaubert!

Aufgrund der Verdachtsdiagnose wird in einem stufenartigen Programm weiter gefahndet

Die vom Arzt gestellte Verdachtsdiagnose ist wichtig, weil sich hiernach die Strategie der weiteren Diagnostik richtet. Ein erfahrener und kostenbewusster Arzt wird nämlich nicht alles machen, was möglich ist, sondern selbstverständlich eine vernünftige, sinnvolle Auswahl unter den diagnostischen Verfahren treffen, wobei er sich nach seiner Verdachtsdiagnose richtet.

Das diagnostische Programm – stufenweise ausgeführt – unterscheidet sich je nachdem, ob eine Krankheit ausgeschlossen oder bestätigt werden soll. Diese Differenzierung mag Ihnen spontan wenig einleuchten, und sie wird auch hier – ohne näher darauf einzugehen – nur erwähnt, weil nach diesen Kriterien aus Gründen der Kostendämpfung im Gesundheitswesen immer wieder Systeme der „Stufendiagnostik" vorgeschlagen werden. Hielte sich Ihr Arzt wirklich streng an diese Empfehlungen, könnte dies für Sie als Patienten bedeuten, dass die Diagnose statt bei einem einzigen Praxisbesuch erst nach und nach bei mehreren Besuchen und nach geraumer Zeit gestellt wird.

Es wird versucht, in diesem Buch immer wieder vernünftige Kompromissvorschläge zu machen, wobei die Vermeidung einer unnötigen Belästigung – jedweder Art – des Patienten im Vordergrund steht.

Zwei Hauptgruppen diagnostischer Verfahren

Die sich an Anamneseerhebung und klinische (körperliche) Untersuchung anschließenden diagnostischen Verfahren lassen sich in 2 große Gruppen unterteilen:
- In-vitro-Diagnostik
- In-vivo-Diagnostik

In-vitro-Diagnostik

Dabei versteht man unter der In-vitro-Diagnostik das, was durch eine Blutabnahme mit Bestimmung der „In-vitro-Werte" abgeklärt wird. Es handelt sich also um die Labordiagnostik (in vitro = im Glase, gemeint ist hier das Reagenzglas). Bei der Blutuntersuchung wird beispielsweise die Serumkonzentration der Schilddrüsenhormone bestimmt.

Unter In-vivo-Diagnostik versteht man die Untersuchungen am Patienten (in vivo = am lebenden Objekt). Darunter fallen Methoden wie die Ultraschalluntersuchung (Sonographie) und die Szintigraphie.

In-vivo-Diagnostik

4.3
Blutuntersuchungen (In-vitro-Tests)

4.3.1
Allgemeines

Blutuntersuchungen bzw. Laboruntersuchungen (In-vitro-Tests) sind ein wesentlicher Bestandteil der gesamten Schilddrüsendiagnostik. Als alleinige Säulen einer Diagnostik können sie allerdings eine unsichere Grundlage für die Diagnose und die daraus abgeleitete Therapie abgeben.

Blutuntersuchungen sind ein wesentlicher Bestandteil der Schilddrüsendiagnostik

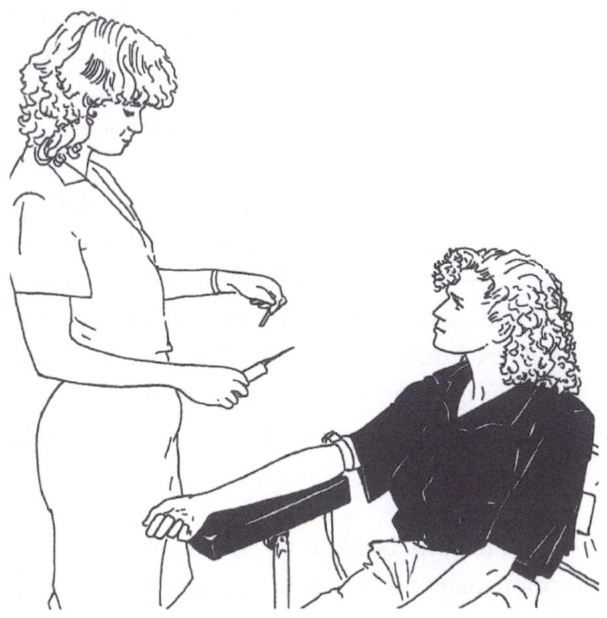

Abb. 4.1. Blutuntersuchungen sind ein wesentlicher Bestandteil der Schilddrüsendiagnostik

Das kann mancherlei Gründe haben: So produziert selbst das beste Labor etwa in 5 % aller Bestimmungen Fehlbefunde. Eine falsch verstandene Gläubigkeit in die „Apparatemedizin" kann dazu führen, dass erhöhte oder erniedrigte Blutwerte statt des Patienten behandelt werden. Erst die komplexe Gesamtschau der anamnestischen Angaben des Patienten, der klinischen Untersuchung, eventuell weiterer medizinisch-technischer Untersuchungsergebnisse und nicht zuletzt der „diagnostische Blick" des erfahrenen Arztes ergeben eine soweit wie möglich richtige Diagnose. Dies gilt zumindest für die Erstuntersuchung, in geringerem Maße für die meisten Kontrolluntersuchungen, bei denen selbstverständlich nicht immer das gesamte Spektrum der Schilddrüsendiagnostik eingesetzt zu werden braucht (Abb. 4.1).

Veränderungen der Schilddrüsenhormonkonzentration im Blut und ihre Auswirkung im Körper können durchaus zeitlich versetzt vorkommen. Das mag vor allem daran liegen, dass die (routinemäßig leicht bestimmbare) Konzentration im Blut nicht identisch ist mit der (routinemäßig nicht bestimmbaren) Konzentration der freien Schilddrüsenhormone im peripheren Gewebe. So ist zu erwarten, dass es z. B. erst zu einer (Über-)Sättigung der Zellen in den Geweben kommt, bevor die Konzentration im Blut ansteigt. Der (nicht messbare) Versorgungszustand der peripheren Zellen jedoch ist es, der die Schilddrüsenstoffwechselsituation des betreffenden Menschen repräsentiert.

Weiterhin ist es nicht unerheblich, ob ein Patient mit stark erhöhten oder erniedrigten Schilddrüsenhormonwerten erst zwei Wochen lang oder unerkannt bereits seit Monaten leidet. Im letzteren Fall könnte er bereits lebensbedrohlich entkräftet sein. Die bloße Betrachtung des T3- und T4-Wertes gibt auch noch keine Auskunft darüber, ob der Patient an einer zusätzlichen Erkrankung leidet, die seine Schilddrüsenkrankheit möglicherweise verschlimmert.

Ferner kann die Einnahme bestimmter Medikamente das Ergebnis der Hormonanalyse stören. Eine Interpretation von Ergebnissen der In-vitro-Tests ist somit ohne Kenntnis der Medikamentenanamnese und eventuell bestehender Begleiterkrankungen sowie ohne klinischen Eindruck nicht ausreichend möglich.

Ein gar nicht so seltener Fehler ist beispielsweise dieser: Es wird eine Blutuntersuchung veranlasst mit dem Ergebnis, dass T3 und T4 im Normbereich sind und der TRH-Test ebenfalls unauffällig ist. Die Konsequenz: Alles okay, keine Behandlung erforderlich.

Falsch. Der Patient, bei dem diese Blutuntersuchung durchgeführt wurde, hat einen deutlichen Kropf mit zwei gut tastbaren Knoten. Selbstverständlich muss er behandelt werden. Gerade die allerhäufigste Schilddrüsenerkrankung, der endemische Kropf, geht mit völlig normalen Laborwerten einher.

> **Die in diesem Buch angegebenen Normalwerte müssen nicht mit denen des Labors Ihres Arztes übereinstimmen. Jedes Labor bestimmt seine Normalwerte selbst. Erkundigen Sie sich also im Zweifelsfall bei Ihrem Arzt.**

Auf die labortechnischen Details der Bestimmungsmethoden wird hier nicht eingegangen. Es ist vielleicht am Rande interessant, dass für die Prinzipien der Methoden, die „kompetitive Proteinbindungsanalyse" und ihre Weiterentwicklung, den „Radioimmunoassay" (RIA), jeweils ein Nobelpreis verliehen wurde.

Auf einen Blick

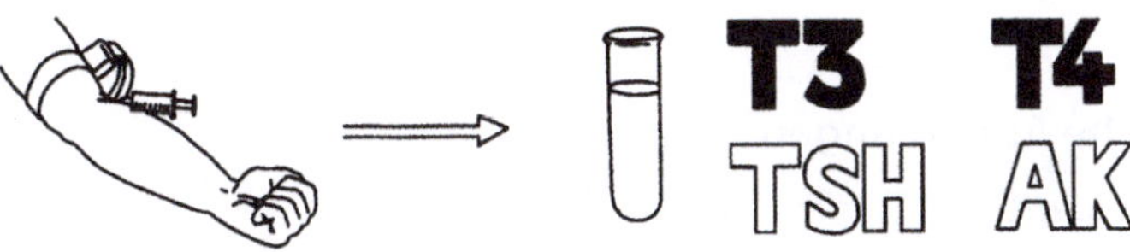

4.3.2
T3 und T4

Bis vor wenigen Jahren war es nur möglich, das sog. Gesamt-T3 und Gesamt-T4 im Serum zu bestimmen

Wie bereits erwähnt (Seite 15), liegen die beiden Schilddrüsenhormone T3 und T4 an spezielle Bindungsproteine gebunden im Blut vor und zwar zu 99,95 %. Die Konzentration der allein biologisch wirksamen nicht gebundenen, also freien Form ist damit quantitativ so ungeheuer gering, dass es bis vor einigen Jahren nur möglich war, das so genannte Gesamt-T3 und Gesamt-T4 im Serum zu bestimmen. Diese Bestimmungsverfahren sind jedoch störanfällig, da sich jede Veränderung der Eiweißbindung – z. B. durch Medikamente wie Östrogene („Pille"), Heparin und Salizylate, aber auch bei Leberzirrhose oder Nulldiät – im Ergebnis der Laboranalyse bemerkbar macht und daher den gewünschten Eindruck von der tatsächlichen Schilddrüsenstoffwechselsituation verfälschen kann.

Für die Beurteilung der Stoffwechsellage ist die Konzentration an freien Hormonen maßgebend

Da für die Beurteilung der Stoffwechsellage aber sowieso die Konzentration an freien Hormonen maßgebend ist, gab es lange Zeit indirekte rechnerische Verfahren, mit denen man auf die Konzentration der freien Hormone schließen konnte.

Heute können die winzigen Mengen freier Hormone zuverlässig bestimmt werden

Durch die Verbesserung der Hormonanalysen ist es jedoch möglich, die winzigen Mengen der freien Hormone zuverlässig zu bestimmen. Es ist heute in der Routinediagnostik üblich, nicht mehr das Gesamt-T3 und Gesamt-T4 zu bestimmen, sondern die freien Hormone. Da beide Verfahren z. Z. noch gängig sind oder in älteren Arztbriefen auftauchen, werden hier beide besprochen.

Übliche Abkürzungen

- Gesamt-T3 (Totales T3)   TT3
- Freies T3   FT3
- Gesamt-T4 (Totales T4)   TT4
- Freies T4   FT4
- <   kleiner als
- >   größer als

Größenordnungen

- µg („Mikrogramm")   1 Tausendstel eines mg („Milligramm")
- ng („Nanogramm")   1 Tausendstel eines µg
- pg („Picogramm")   1 Tausendstel eines ng
- dl („Deziliter")   1 Zehntel eines Liters (= 100 ml)
- ml („Milliliter")   1 Tausendstel eines Liters

Trijodthyronin (T3)

Normalbereich	TT3 (80–200 ng/dl Serum)
	FT3 (2,1–5,8 pg/ml Serum)

Eine Erhöhung des Wertes findet sich bei Schilddrüsenüberfunktion (Hyperthyreose), eine Erniedrigung bei Unterfunktion (Hypothyreose).

Über- und Unterfunktion der Schilddrüse

Ganz so simpel ist die Interpretation eines Wertes jedoch keineswegs immer. Auf die hiermit angesprochenen Konstellationen kann im Rahmen dieses Patientenratgebers allerdings nicht ausführlich eingegangen werden. Die „Spitzfindigkeiten" (die im konkreten Fall natürlich alles andere als Spitzfindigkeiten sind) wird Ihr Arzt ausreichend in seine Überlegungen einbeziehen.

Stellvertretend für eine Reihe von Interpretationsschwierigkeiten sei hier nur das „Niedrig-T3-Syndrom" angeführt (vgl. Seite 135). Es betrifft schwerstkranke, oft komatöse Patienten, bei denen ein extrem erniedrigter T3-Wert festgestellt wird. Diese Patienten haben dennoch keine Schilddrüsenunterfunktion.

Niedriger T3-Wert ohne Schilddrüsenunterfunktion

Umgekehrt braucht ein stark erhöhter T3-Wert nicht notwendigerweise ein Indiz für eine Schilddrüsenüberfunktion zu sein: Bei extremem Jodmangel leistet sich der Körper nicht mehr den Luxus der Bereitstellung des mit vier Jodatomen ausgestatteten Vorratshormons Thyroxin (T4), sondern beschränkt sich ganz und gar ökonomisch auf die Produktion des mit nur 3 Jodatomen beladenen, biologisch aktiveren T3. Bei stark erniedrigtem T4 und gleichzeitig „kompensatorisch" stark erhöhtem T3 besteht dann durchaus eine normale (euthyreote) Stoff-

Erhöhter T3-Wert ohne Schilddrüsenüberfunktion

wechsellage! Diese Konstellation ist in unserer Gegend jedoch ziemlich selten.

Thyroxin (T4)

Normalbereich	TT4 (5,0–12,0 µg/dl Serum)
	FT4 (0,8–2,2 ng/dl Serum)
	Unter T4-Einnahme reicht der obere
	Grenzwert des FT4 -Normalbereichs
	bis 3,5 ng/dl Serum.

Eine Erhöhung des Wertes findet sich bei Hyperthyreose, eine Erniedrigung bei Hypothyreose.

Falsch erhöhte TT4-Werte werden bei Erhöhung der spezifischen Bindungsproteine (TBG) im Blut – z. B. durch die „Pille" – falsch erniedrigte Werte bei erniedrigter TBG-Konzentration gefunden. Auch die gleichzeitig bestehende Einnahme verschiedenster Medikamente kann die Bestimmung des TT4 stören.

Die Bestimmung der FT4-Konzentration wird durch Östrogene („Pille") nicht gestört.

4.3.3
TSH- und TRH-Test

Die TSH-Bestimmung im Serum kann entweder allein oder im Rahmen eines TRH-Tests erfolgen. Der TRH-Test ist allerdings durch stark verbesserte Bestimmungsmethoden für TSH heute weitgehend überflüssig geworden (s. unten) und nur noch für ganz spezielle Fragen interessant.

Zunächst zum TRH-Test: Eine erste venöse Blutabnahme ist erforderlich zur Bestimmung des „basalen TSH-Wertes". Diese geringe Blutmenge dient praktischerweise gleichzeitig der Bestimmung der T3- und T4-Werte, falls diese Untersuchungen angezeigt sind.

Dann beginnt der TRH-Test mit der Verabreichung von TRH, am einfachsten und wenigsten belästigend für den Patienten in Form des nasalen TRH-Tests: In jedes Nasenloch wird ein Sprühstoß TRH gegeben. Ein Sprühstoß enthält 1 mg TRH.

Während des Sprühstoßes sollten Sie tief die Luft durch die Nase einziehen. Eine durch Erkältung verstopfte Nase hat übrigens keine störende Auswirkung auf das Testergebnis.

Relativ genau 30 min nach dem Sprühstoß erfolgt die zweite (und letzte) Blutentnahme zur Bestimmung des „TSH nach TRH".

Statt der nasalen Gabe kann man TRH (200 µg) auch intravenös injizieren, was in unmittelbarem Anschluss an die erste Blutabnahme durch die noch liegende Nadel geschieht. Gegenüber der intravenösen Gabe hat der nasale TRH-Test den Vorteil, dass gelegentlich beobachtete flüchtige Nebenwirkungen des Tests wie Wärmegefühl, Übelkeit, Schwindel, Kopfdruck und scheinbarer Harndrang wesentlich seltener auftreten.

Auf einen Blick

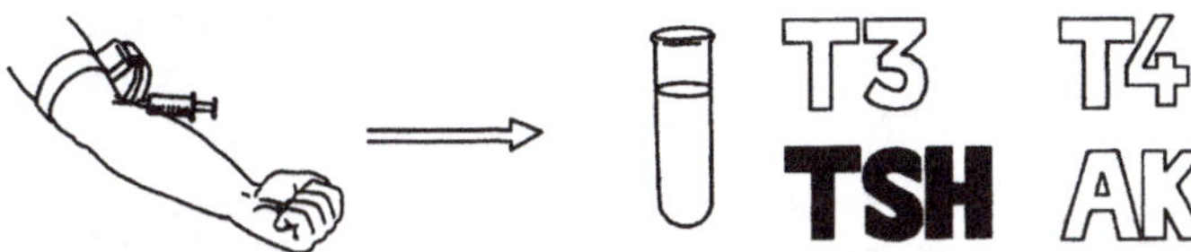

4.3.4
Basales TSH

Bis noch vor kurzem reichte die alleinige Bestimmung der basalen TSH-Konzentration im Serum meist nicht aus, um eine zuverlässige Aussage über die Schilddrüsenfunktionslage zu erhalten. Das lag daran, dass sich der unterste Normbereich mit erniedrigten TSH-Werten überlappte. Erhöhte TSH-Spiegel boten nie ein methodisches Problem. In jüngster Zeit wurde ein „supersensitiver TSH-Test" entwickelt, der die erwünschte, bis auf das Hundertfache gesteigerte, Empfindlichkeit im untersten Bereich leistet.

Weshalb ist das Problem überhaupt wichtig?

Der TSH-Normalbereich beim Gesunden liegt zwischen 0,3 bis 4,0 µU/ml. Bei einer Schilddrüsenüberfunktion ist die basale TSH-Konzentration im Serum infolge der erhöhten Schilddrüsenhormonwerte stark erniedrigt bis gar nicht mehr nachweisbar. Ist nun die Trennschärfe zwischen beiden Bereichen beson-

Seit kurzem gibt es einen TSH-Test mit auf das Hundertfache gesteigerter Empfindlichkeit im untersten Bereich

Bei einer Schilddrüsenüberfunktion ist die basale TSH-Konzentration stark erniedrigt oder gar nicht mehr nachweisbar

ders hoch, ist auch die diagnostische Treffsicherheit entsprechend gesteigert. Bei einem sehr breiten „Graubereich" ist ein gemessener Wert in diesem Bereich eine flaue Entscheidungshilfe.

Deshalb gehörte es vor der Entwicklung des supersensitiven TSH-Tests zum Standardrepertoire der Schilddrüsendiagnostik, auch noch den TRH-Test durchzuführen. Damit gelang eine Steigerung der diagnostischen Empfindlichkeit („Sensitivität"). Bei einem möglicherweise im „Graubereich" liegenden basalen TSH-Wert bewirkt nämlich die TRH-Gabe eventuell eine deutliche TSH-Freisetzung aus der Hypophyse ins Blut, und dieser TSH-Anstieg (in der zweiten Blutprobe) kann dann ein klares Ergebnis liefern.

Auf einen Blick

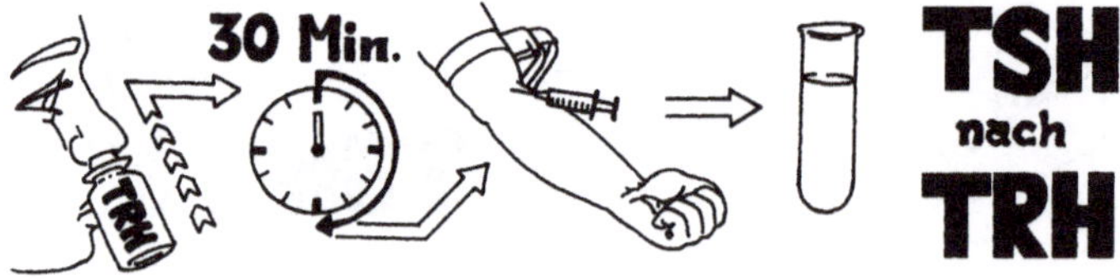

4.3.5
TRH-Test: Ergebnisse

Bei der Beurteilung des TRH-Tests unterscheidet man drei Größen:
- TSH basal („TSH vor TRH",„TSH 1"),
- TSH nach TRH („TSH-Antwort",„TSH-Respons",„TSH 2"),
- DDTSH („delta-TSH").

Darunter versteht man die Differenz zwischen beiden Werten (TSH 2 minus TSH 1).
Ein TRH-Test kann „negativ", „positiv" oder „pathologisch (krankhaft) positiv" ausfallen.
- „negativer TRH-Test", wenn DDTSH <2,5 µU/ml,
- „positiver TRH-Test", wenn DDTSH >2,5 und TSH 2–25 µU/ml,
- „pathologisch positiver TRH-Test", wenn TSH basal >4,0 µU/ml und / oder wenn „TSH nach TRH" >25 µU/ml.

Margin notes:
Bei einem basalen TSH-Wert im „Graubereich" bewirkt die TRH-Gabe eventuell eine deutliche TSH-Freisetzung

Testauswertung

Normalbereich	TSH vor TRH („TSH basal"): 0,3–3,0 µU/ml
	TRH – Test:„positiver TRH-Test" (siehe oben)

4.3.6
Bedeutung der TSH-Bestimmung und des TRH-Tests

Die TSH-Bestimmung basal und im Rahmen des TRH-Tests geben Auskünfte zum funktionellen Aspekt der Schilddrüsendiagnostik, nicht jedoch zum morphologischen (gestaltliche Veränderung der Schilddrüse wie Kropf oder Knoten).

Normale Ergebnisse zeigen also nur eine normale Funktion an. Dennoch kann der betreffende Patient durch einen riesigen Kropf mit Einengung der Luftröhre schlimm schilddrüsenkrank sein.

- Ein normaler TSH-Wert oder TRH-Test schließen eine Schilddrüsenüberfunktion mit Sicherheit aus.
- Ein negativer TRH-Test, also ein fehlender Anstieg des TSH nach TRH-Gabe, ist allein genommen vieldeutig und bedarf weiterer Abklärung.
  - Sind gleichzeitig die T3- und T3-Werte erhöht, handelt es sich um eine Hyperthyreose (Die Bezeichnung der in diesem Falle vorliegenden Hyperthyreoseform bedarf zusätzlicher Untersuchungen).
  - Sind T3 und T4 erniedrigt, kann der negative TRH-Test Ausdruck einer von der Hirnanhangsdrüse ausgehenden Unterfunktion der Schilddrüse sein.
  - Sind T3 und T4 normal, gibt es eine ganze Palette von Möglichkeiten. Eine wichtige ist die „euthyreote Autonomie" (vgl. Seite 110). Eine systematische Aufzählung wäre an dieser Stelle wenig sinnvoll. Bei der Besprechung der Krankheiten und ihrer Therapie wird die Konstellation auftauchen.
- Ein pathologisch positiver TRH-Test beweist eine latente Unterfunktion (T3 und T4 im Normbereich) bzw. eine manifeste Schilddrüsenunterfunktion (T3 und T4 erniedrigt).

Die TSH-Bestimmung lässt keine Schlüsse auf Änderungen im Aufbau der Schilddrüse zu

Ein normaler TSH-Wert oder TRH-Test schließen eine Schilddrüsenüberfunktion mit Sicherheit aus

> **Weil die Mehrzahl der heute durchgeführten labortechnisch verbesserten TSH-Bestimmungen „supersensitiv" ist, wird der TRH-Test immer seltener durchgeführt. Die meisten Ärzte begnügen sich mit der Bestimmung des basalen TSH (nur 1 Blutentnahme erforderlich).**

Auf einen Blick

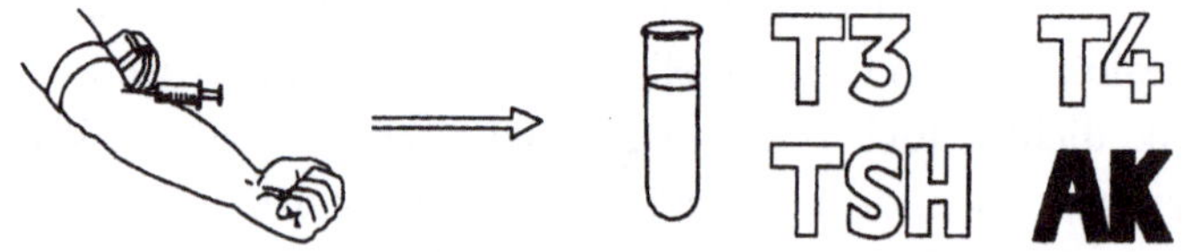

4.4
Schilddrüsenantikörper

Krankhafte Störungen, bei denen sich die Abwehr gegen körpereigene Objekte richtet

Bekanntlich entwickelt der Organismus bei Kontakt mit Fremdkörpern (z. B. Bakterien) eine immunologische Abwehr. Die massenhafte Produktion von spezifisch gegen die Fremdkörper (Antigene) gerichteten Antikörpern soll die Störenfriede unschädlich machen. Es gibt aber auch krankhafte Störungen, bei denen sich die Abwehr gegen körpereigene Objekte richtet. Zu solchen Autoimmunerkrankungen (auto = selbst) gehören das Rheuma und auf dem Schilddrüsengebiet z. B. bestimmte entzündliche Veränderungen und die Basedowsche Erkrankung. Die gegen körpereigene Objekte gerichteten Antikörper nennt man Autoantikörper.

Autoantikörper im Bereich der Schilddrüse

Im Bereich der Schilddrüse können Autoantikörper gegen folgende Komponenten gebildet werden:
- in den Follikelepithelzellen (Thyreozyten) gegen die Thyreoidale Peroxidase (TPO) bzw. die Mikrosomen (Mikrosomale Antikörper = MAK) und den TSH-Rezeptor (TSH-Rezeptor-Autoantikörper = TRAK),
- im Kolloid gegen Thyreoglobulin (Thyreoglobulin-Antikörper = TAK)

– gegen Schilddrüsenhormone (Die T3- bzw. T4-Antikörper haben kaum klinische Bedeutung. Sie können jedoch als Störfaktor für die korrekte Bestimmung der Serumkonzentration von T3 und T4 wirken.)

4.4.1
TPO-Antikörper und TAK

Die mikrosomalen Antikörper (MAK) sind gegen das mikrosomale Antigen (Mikrosomen = bestimmte Zellbestandteile) gerichtet. Als Hauptkomponente der vielfältigen, nicht näher charakterisierbaren Bestandteile des Mikrosomalen Antigens wurde die Schilddrüsenperoxidase (Thyreoidale Peroxidase = TPO) identifiziert. Diese TPO ist ein bei der Schilddrüsenhormonsynthese wichtiges Enzym. Die TPO wird heute direkt (anstelle von MAK) bestimmt.

Hauptkomponente des mikrosomalen Antigens ist die Schilddrüsenperoxidase (Thyreoidale Peroxidase = TPO)

Die Thyreoglobulin-Antikörper (TAK) zeigen ebenfalls einen in der Schilddrüse (intrathyreoidal) ablaufenden Autoimmunprozess an.

Auch die Thyreoglobulin-Antikörper (TAK) zeigen Autoimmunprozesse in der Schilddrüse an

TPO-Antikörper (TPO-AK) und TAK kommen bei verschiedenen Schilddrüsenerkrankungen vor, aber auch – und das schränkt die diagnostische Aussagekraft etwas ein – bei Gesunden. Ein stark erhöhter Titer (Titer: eine halbquantitative Mengenangabe) spricht für eine Autoimmunentzündung der Schilddrüse (Autoimmunthyreoiditis; vgl. Seite 140ff), im Falle einer Überfunktion für eine Basedow-Krankheit, also die immunologisch bedingte Form der Hyperthyreose.

Die TPO-AK-Bestimmung ist etwas empfindlicher als die TAK-Bestimmung. In der Routine reicht die Bestimmung der TPO-AK meist aus.

Normbereich<?1> TPO-AK: bis 100 IU/l
TAK : bis 100 mU/l

4.4.2
TRAK

Gegen den TSH-Rezeptor können Autoantikörper gebildet werden

An der Membran jeder Schilddrüsenzelle sitzen Rezeptoren, an denen das aus der Hirnanhangsdrüse freigesetzte TSH angreift und über Enzymprozesse die Schilddrüsenzelle aktiviert. Gegen diesen TSH-Rezeptor können Autoantikörper gebildet werden. Diese TSH-Rezeptor-Autoantikörper (TRAK) haben eine Bedeutung für die Differentialdiagnose der Hyperthyreoseformen. Ein erhöhter TRAK-Wert spricht für eine „Immunogene Hyperthyreose" (vgl. Kap. 8.3).

Ein erhöhter TRAK-Wert weist auf ein Bestehen der Krankheit

Bei der Verlaufsbeobachtung der immunogenen Hyperthyreose spricht ein bleibend erhöhter TRAK-Wert für das Fortbestehen der Krankheit. Ein im Behandlungsverlauf sinkender TRAK-Wert beweist allerdings nicht sicher das Verschwinden des krankmachenden Prozesses in der Schilddrüse. Der damit eingeschränkten Bedeutung des Tests liegt zugrunde, dass einmal die in der Schilddrüse gebildeten Antikörper nicht immer in die Blutbahn gelangen und zum anderen der TRAK nicht nur eine die Hormonproduktion stimulierende, sondern auch eine blockierende Komponente umfasst (Normbereich: bis 10 mU/ml).

Der TRAK-Wert ist bei einer Reihe von Krankheiten erhöht

Bei Morbus Basedow sind die TSH-Rezeptor-Autoantikörper (TRAK) in 80–100 % (deutlich) erhöht, bei der Autoimmunthyreoiditis in 5–10 %, bei Schilddrüsenautonomie, Jodmangelstruma und selbst Schilddrüsengesunden (geringer) immerhin bis 2 %.

Auf weitere Schilddrüsenantikörper wird nicht näher eingegangen, da sie in der diagnostischen Routine keine größere Bedeutung besitzen. Die „Wachstumsstimulierenden Antikörper" (Thyroid Growth Stimulating Immunoglobulins = TGI) z. B., von zunehmendem Interesse wegen ihrer Beteiligung an der Entstehung des Basedow-Kropfes und der euthyreoten Struma und als Ursache von Versagen der Schilddrüsenhormonbehandlung (in 3 % der Fälle), haben bislang nur in der Forschung eine Bedeutung, da die Bestimmung für die klinische Routine viel zu aufwändig ist.

4.4.3
Thyreoglobulin (hTg)

Das Thyreoglobulin („humanes Thyreoglobulin" = hTg) wird von den Schilddrüsenzellen in das Innere des Follikels sezerniert. Nur geringste Mengen geraten normalerweise in die Blutbahn. In gewissen Grenzen steigt bei allen Schilddrüsenerkrankungen die hTg-Konzentration im Blut mit der Strumagröße an, so dass die hTg-Bestimmung im Blut ein leidlicher Indikator für das Strumawachstum, also ein „Proliferationsparameter", darstellen mag. Eine endgültige Bewertung steht noch aus.

Die hTg-Bestimmung im Blut kann als brauchbarer Indikator für das Wachstum eines Kropfes gelten

Unverzichtbar ist die hTg-Bestimmung in der Nachsorge des differenzierten Schilddrüsenkarzinoms (vgl. Seite 153).

Nach optimaler Therapie (mit vollständiger Entfernung der Schilddrüse) zeigt ein nicht nachweisbarer hTg-Spiegel an, dass kein funktionstüchtiges Schilddrüsengewebe im Bereich der Schilddrüse oder in anderen Körperregionen (dann gleichbedeutend mit Metastasen) vorhanden ist. Ein Anstieg dieses schilddrüsenspezifischen Tumormarkers ist ein Alarmsignal, das umfangreichere Nachuntersuchungen zur Folge haben muss.

Unverzichtbar ist die hTg-Bestimmung in der Nachsorge des differenzierten Schilddrüsenkarzinoms

Beim Normalbereich ist es wichtig, zwischen Patienten im Schilddrüsenkarzinom-Nachsorgeprogramm und Nicht-Karzinompatienten zu unterscheiden.

Normbereich	
In der Karzinom-Nachsorge	Bis 1 ng/ml Serum
Übrige Patienten	Bis 50 ng/ml Serum

Zwischen Patienten im Schilddrüsenkarzinom-Nachsorgeprogramm und Nicht-Karzinompatienten besteht ein Unterschied, auch wenn das hTG im Normalbereich liegt

Die hTg-Bestimmung kann in 3 % der Fälle durch Antikörper gestört sein. Diese weist man durch den so genannten „Wiederfindungstest" nach. Bei Nachweis von hTg-Antikörpern ist der gemessene hTg-Wert nicht verwertbar.

4.5
Ultraschalluntersuchung (Sonographie)

Neben der (abgehandelten) In-vitro-Diagnostik (Laboruntersuchungen) gibt es die In-vivo-Diagnostik. Hierzu gehören 2 Verfahren: die Ultraschalluntersuchung und die Szintigraphie der Schilddrüse.

Eine Schilddrüsenuntersuchung ohne Sonographie ist so unvollständig wie ein Fahrrad ohne Lenker. Ohne Sonographie ist eine Holperfahrt in die Diagnostik und eventuell auch in die Therapie vorprogrammiert.

Nachteile hat die Sonographie gar keine, Vorteile dagegen zuhauf, wie Sie gleich sehen werden.

Doch zunächst zum Untersuchungsgang, wie Sie ihn als Patient erleben:

Sie werden in einen meist abgedunkelten Raum geführt, in dem ein Apparat und eine Liege stehen. Sie legen sich auf die Liege, wobei durch eine Nackenrolle Ihr Kopf leicht nach hinten überstreckt wird. Aus einer Tube gibt der Arzt ein wenig Kontaktgel auf Ihren Hals und fährt dann leicht mit dem so genannten Schallkopf des Sonographiegerätes über die Schilddrüsenregion (Abb. 4.2).

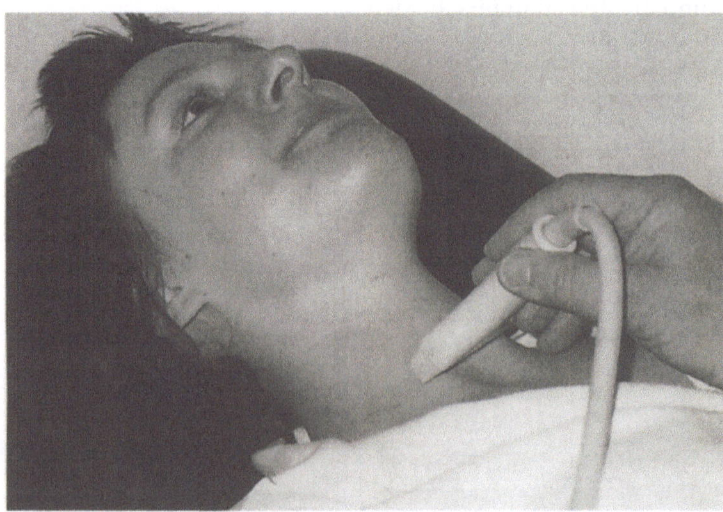

Abb. 4.2. Ultraschalluntersuchung

Auf einem Bildschirm ist die Schilddrüse mitsamt ihrer nächsten Umgebung zu sehen. Jetzt kann der Untersucher mit der Technologie des Computers die Größe der Schilddrüse, eines Knotens oder einer Zyste ausmessen. Die Dokumentation des Untersuchungsbefundes ist standardisiert: von jedem der beiden Schilddrüsenlappen wird ein Bild im Quer- und Längsschnitt abfotografiert. Über diese 4 Aufnahmen hinaus können – je nach Untersuchungsbefund – manchmal weitere Bilder erforderlich sein.

Die Untersuchung nimmt wenige Minuten in Anspruch. Der Arzt reicht Ihnen ein Papiertuch zum Abwischen des Gels, und schon sind Sie fertig. (Manche Ärzte bevorzugen die sonographische Untersuchung beim sitzenden Patienten.)

Die Untersuchung dauert nur wenige Minuten

4.5.1
Welche Vorteile hat die Ultraschalluntersuchung?

Im Gegensatz zur Szintigraphie ist die Sonographie mit keinerlei Strahlenexposition verbunden. Es werden keine ionisierenden Strahlen verabreicht; ein Schallkopf sendet Schallwellen in einer für Menschen nicht hörbaren Frequenz (daher Ultra-Schall) aus, die sich an den unterschiedlichen Gewebsstrukturen, auf die sie treffen, brechen und reflektiert werden (Echo). Es treten auch keinerlei andere schädliche Nebenwirkungen auf. Sie ist also völlig ungefährlich (und wird aus diesem Grunde bekanntlich auch in der Schwangerschaft eingesetzt).

Bei der Ultraschalluntersuchung reflektieren Schallwellen unterschiedliche Gewebestrukturen

Die Sonographie der Schilddrüse zeigt die Form, Größe und Binnenstruktur der Schilddrüse. Relativ genau lassen sich der maximale Quer- und Längsdurchmesser jedes Lappens und die Dicke des Isthmus ausmessen. Damit ist auch eine einigermaßen exakte Volumenbestimmung möglich.

Als maximales, noch mögliches Volumen der Schilddrüse gelten folgende Werte (Tabelle 4.1).

Das normale Schilddrüsenvolumen ist damit abhängig von Alter, Geschlecht und Gewicht.

Mit dem Ultraschall lässt sich die Größe der Schilddrüse genau messen

Tabelle 4.1 Normales Volumen der Schilddrüse

Alter (Jahre)	Volumen (ml)
Neugeborenes	1
1–3	bis 3
4–5	bis 4
6–10	bis 8
11–14	bis 10
15–17	bis 15
Frauen	bis 18
Männer	bis 25

Kritische Anmerkung

▬ Bei der Volumenberechnung wird so getan – ob vom Untersucher per Hand oder ob durch das Programm des Ultraschallgerätes, ist egal – als ob ein Schilddrüsenlappen ein stromlinienförmiges „Rotationsellipsoid" wäre. Oft entspricht die Form eines normalen Schilddrüsenlappens aber eher einem Hinkelstein und ein kropfig veränderter Lappen einer knolligen Kartoffel. Es muss daher einleuchten, dass eine festgestellte Größenveränderung eines Kropfes um ein bis manchmal mehrere Milliliter (abhängig von der Kropfgröße) nicht auf die Goldwaage gelegt werden sollte.

▬ Bei der Volumenberechnung wird der gesamte Isthmus (Brücke zwischen beiden Schilddrüsenlappen schlichtweg „vergessen". Gerade aber bei der jugendlichen Struma ist oft der Isthmus allein deutlich verdickt.

▬ Ragt die Struma auch nur wenig hinter das Brustbein („retrosternale Struma", lässt sich der untere Pol der Schilddrüsenlappen nicht mehr mit dem Ultraschallkopf erfassen, und eine Volumenberechnung ist nicht exakt möglich.

Darüber hinaus liefert das Sonogramm Aufschlüsse über die Gewebsstruktur der Struma oder eines Knotens. Das gesunde Schilddrüsengewebe zeigt ein homogenes, hellgraues Echomuster (Abb. 4.3 und 4.4).

Im Ultraschall wird eine Zyste sofort erkannt

Krankhafte Abweichungen vom normalen Echomuster können die gesamte Schilddrüse betreffen. So stellt sich z. B. bei einer Schilddrüsenüberfunktion oder bestimmten entzündlichen Veränderungen die gesamte Schilddrüse auffallend dunkler dar

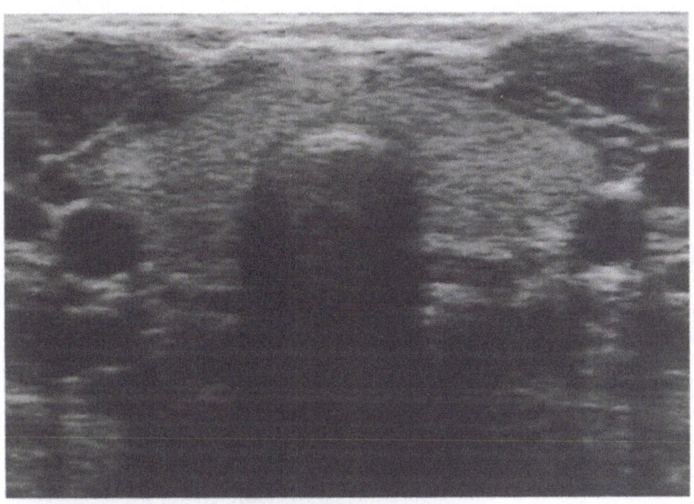

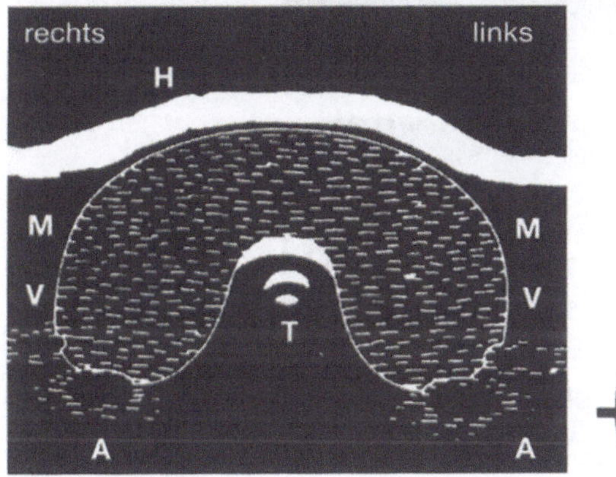

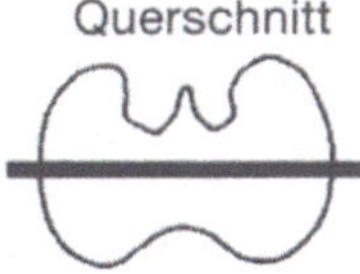

Abb. 4.3. Das Sonogramm (Ultraschallbild) einer normalen Schilddrüse, Querschnitt und Längsschnitt

(echoarmes Muster). Am besten erweist sich die Sonographie jedoch bei umschriebenen Gewebsveränderungen. Hat sich in der Schilddrüse ein Knoten gebildet, muss festgestellt werden, ob es sich beispielsweise um eine Zyste handelt. Das Sonogramm zeigt's sofort: die Zyste entspricht sonographisch einem schwarzen (echoleeren) Areal mit einer so genannten dorsalen Schallverstärkung. Hinter dem schwarzen „Loch" entsteht ein sehr heller Schlagschatten (Abb. 4.5).

Ist ein tastbarer Knoten im Sonogramm unscharf begrenzt und weist eine teils echoarme, teils echoreiche Struktur (echokomplex) auf, kann es sich u. U. um einen Schilddrüsenkrebs handeln.

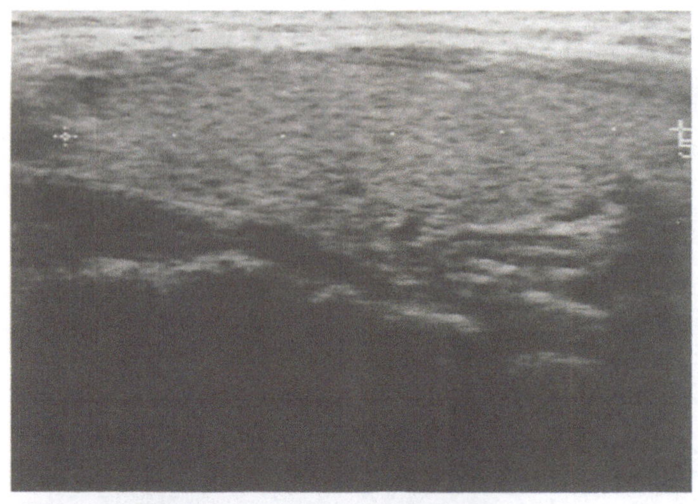

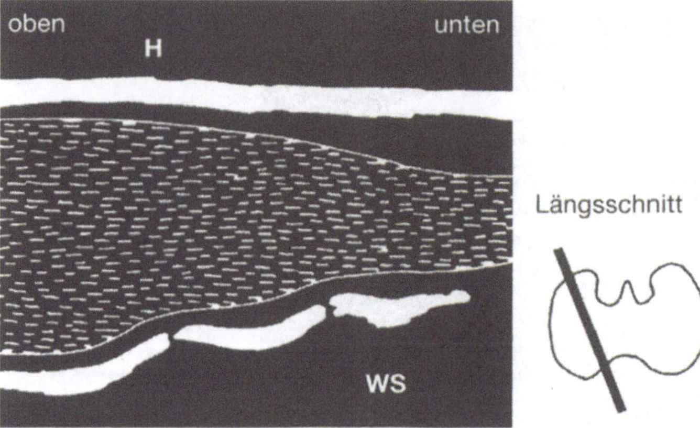

Abb. 4.4. Im Längsschnitt lässt sich der Umfang eines Schilddrüsenlappens mit einer Konturlinie umfahren und das Volumen bestimmen. A = Arteria carotis communis (Halsschlagader); H = Haut; M = Muskulatur; T = Trachea (Luftröhre); V = Vena jugularis (große Halsvene); WS = Wirbelsäule

Abbildung 4.6 stellt eine schematische Zusammenfassung der sonographisch fassbaren Befunde dar.

Eine exakte Diagnose lässt sich nicht allein aufgrund der Ultraschalluntersuchung stellen

Eine exakte Diagnose lässt sich aufgrund der Ultraschalluntersuchung allein jedoch höchst selten stellen. So kann beispielsweise ein echonormales Muster auch bei Jodmangelstruma, auch schon einmal bei disseminierter Autonomie und selten bei Autoimmunkrankheiten der Schilddrüse (Morbus Basedow und Hashimoto-Thyreoiditis) auftreten. Knotige Schilddrüsenveränderungen müssen nahezu immer zusätzlich szintigra-

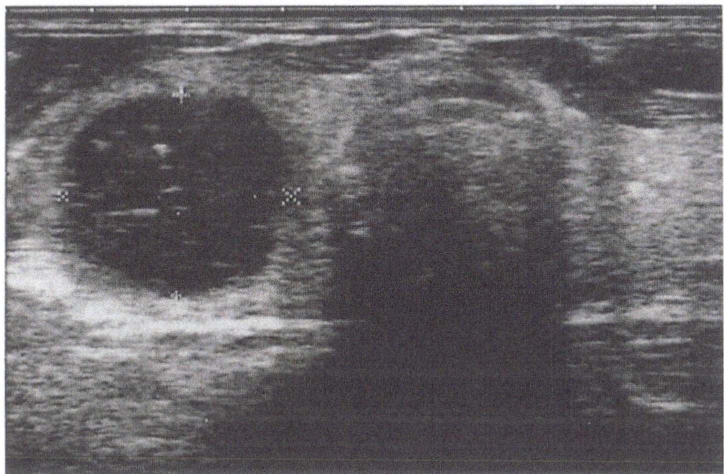

Abb. 4.5. Das Sonogramm (Ultraschallbild) einer Schilddrüsenzyste im rechten Lappen

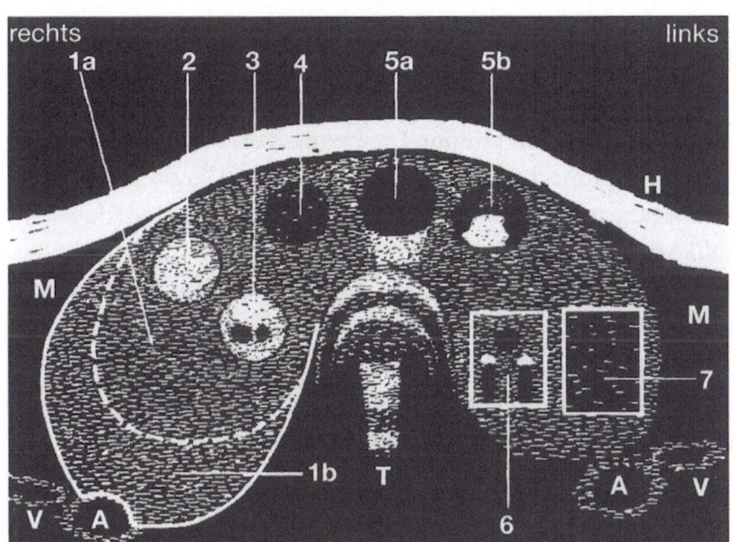

Abb. 4.6. Krankhafte Befunde im Sonogramm (schematische Darstellung). 1a =„echo-normales Reflektionsmuster" bei der normalen Schilddrüse. 1b Reflektionsmuster bei der diffus vergrößerten Schilddrüse (endemischer Kropf). 2 =„echoreicher Knoten", oft mit feinem echofreiem Randsaum: bei gutartigen „Adenomen". 3 =„gemischtes Echo" bei regressiver Degeneration (Abbauvorgänge). 4 =„echoarm" bei fokaler Autonomie, aber auch bei Karzinomen. Unterscheidungsmöglichkeit durch zusätzliche Szintigraphie. (Karzinom: kalter Knoten; autonomes Adenom: heißer Knoten). 5 = echofrei: bei Zysten. 5b = Zyste mit Einblutung. 6 = gemischt bei diffuser (nicht knotiger) Veränderung: degenerativ. 7 = echoarm bei diffuser Veränderung: Bei Autoimmunerkrankungen der Schilddrüse (immunogene Hyperthyreose; Hashimoto-Thyreoiditis)

phisch abgeklärt werden. Häufig ist auch eine Punktion des Knotens erforderlich, um durch mikroskopische Untersuchung der Zellen die Diagnose stellen zu können (siehe unten). In welchem Falle eine alleinige Sonographie und wann eine ganz bestimmte Kombination von Untersuchungsmethoden sinnvoll ist, werden wir bei der Besprechung der unterschiedlichen Krankheiten sehen. Vorweggenommen sei bereits, dass bei der diffusen (also: nicht-knotigen) Jodmangel-Struma des Jugendlichen die Sonographie voll ausreicht, um einen Einblick in die Gewebsstruktur der Schilddrüse zu erhalten.

4.5.2
Welche Nachteile hat die Ultraschalluntersuchung?

Ultraschallwellen im medizinischen Bereich sind völlig ungefährlich

Gewiss hat die Mücke, die vom Ultraschall der Fledermaus geortet wird, Nachteile zu befürchten. Nicht anders geht es dem mit Sonar georteten U-Boot. Die im medizinischen Bereich eingesetzten Ultraschallwellen, die von einem Gerät mit 5- oder 7,5-Megahertz (MHz)-Schallkopf ausgehenden, sind dagegen vollkommen ungefährlich.

In den letzten Jahren wurde die farbkodierte Dopplersonographie der Schilddrüse entwickelt, womit eine quantitative Beurteilung der Durchblutung der Gesamtschilddrüse sowie von Knoten möglich ist. Die Methode ist in der Routinediagnostik aber bisher von untergeordneter Bedeutung.

4.6
Feinnadelpunktion und Zytologie

Im Rahmen der diagnostischen Abklärung einer Schilddrüsenerkrankung ist mitunter eine Feinnadelpunktion (Aspirationspunktion) der Schilddrüse hilfreich bzw. nötig. Wann dies der Fall ist, werden wir gleich sehen. Zuvor ein paar Bemerkungen zum Untersuchungsgang:

Fällt dem Arzt bei der Ultraschalluntersuchung ein irgendwie verdächtiger Befund auf, wird er Ihnen empfehlen, gleich anschließend eine Punktion der Schilddrüse vorzunehmen.

Eine Nadel in den Hals? Das hört sich gefährlich an, und der Patient bekommt zunächst mal einen Schreck. Kein Grund zur Sorge. Die Feinnadelpunktion ist geradezu harmlos, ob Sie's glauben oder nicht. Objektiv ist die Belastung nicht schlimmer als bei einer Blutentnahme aus einer Vene.

Die Feinnadelpunktion heißt so, weil sie mit einer sehr feinen Nadel durchgeführt wird. Sie liegen mit etwas zurückgebogenem Kopf auf der Ultraschallliege. Der Arzt desinfiziert die Stelle, die er punktieren will, und dann fordert er Sie zum Schlucken auf. Noch mal, und noch mal. Bis Sie nicht mehr können. Das ist der günstigste Zeitpunkt für den Einstich mit der feinen Nadel, denn jetzt können Sie die Knotenpunktion durch einen nervösen Schluckakt (bei dem sich der Knoten bewegt) kaum noch stören. Eventuell unter Ultraschallkontrolle sticht der Arzt also mit der Nadel in den Knoten und zieht kräftig an der Spritze, um durch Erzeugung eines Unterdrucks in der Spritze Schilddrüsenzellmaterial zu aspirieren (Abb. 4.7).

Einige Bemerkungen zur Durchführung der Feinnadelpunktion

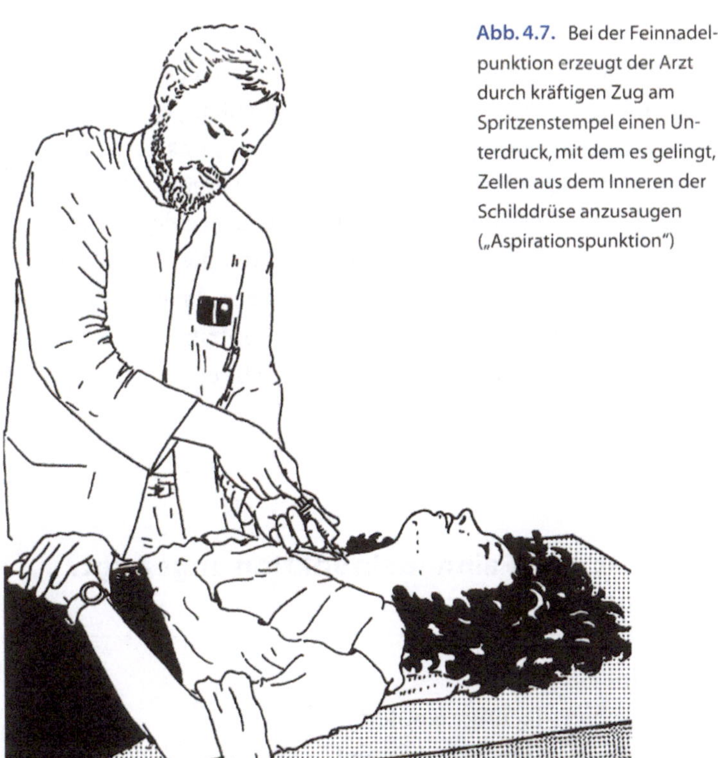

Abb. 4.7. Bei der Feinnadelpunktion erzeugt der Arzt durch kräftigen Zug am Spritzenstempel einen Unterdruck, mit dem es gelingt, Zellen aus dem Inneren der Schilddrüse anzusaugen („Aspirationspunktion")

Die Nadel wird wiederholt etwas zurückgezogen und mit etwas geändertem Winkel wieder vorgeschoben, wobei jedes Mal aspiriert wird. Diese so genannte fächerförmige Punktion gewährleistet, dass nicht nur aus einem einzigen, zufällig getroffenen Punkt in einem Knoten Zellmaterial aspiriert wird. Die Prozedur der Feinnadelpunktion ist nach ein paar Sekunden erledigt, und Sie denken oder sagen erstaunt: „Was, das war schon alles?"

Der Arzt fordert Sie auf, mit einem kleinen Tupfer die Punktionsstelle noch eine Minute abzudrücken. Wie bei der Venenpunktion.

Wurde eine größere Zyste abpunktiert – dabei sind Flüssigkeitsmengen über 20 ml keine Seltenheit –, dann sollten Sie gut 20–30 min geduldig die Punktionsstelle abdrücken. Denn vielleicht haben Sie Glück: in etwa der Hälfte der Fälle verkleben die Zystenwände, und der unangenehm drückende Knoten ist durch den kleinen Nadelstich für immer beseitigt.

Nach der Punktion beginnt die Hauptarbeit: die mikroskopische Untersuchung des Punktats. Zur Vorbereitung wird das meist spärliche Zellmaterial vom Arzt auf einer kleinen Glascheibe (Objektträger) zu einem hauchdünnen Film ausgestrichen und an der Luft getrocknet. Nähere Einzelheiten wollen wir hier nicht erörtern. Jeder Arzt, der Schilddrüsen punktiert, hat zuvor sowieso prinzipiell mit einem Pathologen vereinbart, wie dieser die Zell- oder Gewebeprobe am liebsten zugeschickt bekommt.

Die zytologische Untersuchung (Zytologie: Zellkunde) ist etwas aufwändiger und braucht Zeit. Meist dauert es ein paar Tage, bis das Ergebnis bei Ihrem Arzt eintrifft. Seien Sie also nicht beunruhigt, wenn der Befundbericht etwas auf sich warten lässt.

4.6.1
Wann ist eine Feinnadelpunktion angezeigt? (Indikationen)

Indikationen sind:
- klinisch verdächtige Knoten,
- ein schnell gewachsener Kropf,

- sonographisch auffällige Strukturen,
- szintigraphisch kalte Knoten oder Areale,
- Zysten (zur Druckentlastung),
- Verdacht auf Schilddrüsenentzündung und
- Entleerung (Druckentlastung) einer Zyste.

Treffsicherheit: Sensitivität bei 75 %, Spezifität bei 95 %.

Je erfahrener der Arzt, umso gelassener wird er auf eine Punktion verzichten können. Bei Verdacht auf ein Schilddrüsenkarzinom ist die Feinnadelpunktion unerlässlich.

4.6.2
Welche Vorteile hat die Feinnadelpunktion?

Neben den bereits genannten Vorteilen ist hervorzuheben, dass die Feinnadelpunktion zu einer raschen Diagnose, gesteigerter diagnostischer Sicherheit (diagnostische Treffsicherheit: 90 bis 95 Prozent) und zur Vermeidung operativer Eingriffe beiträgt. So konnte die Rate der aus morphologischer Sicht unnötigen Operationen auf die Hälfte reduziert und die Entdeckung von Karzinomen in der Gruppe der operierten Patienten verdoppelt werden.

Die Feinnadelpunktion der Schilddrüse ist für den Patienten objektiv nicht belastender als eine Venenblutentnahme.

Die Feinnadelpunktion trägt zu einer raschen Diagnose, einer gesteigerten diagnostischen Sicherheit und zu einer Vermeidung von Operationen bei

4.6.3
Welche Nachteile hat die Feinnadelpunktion?

Selten kann sich ein kleiner lokaler Bluterguss (Hämatom) bilden, am ehesten, wenn – entsprechend der Venenpunktion – die Punktionsstelle nicht abgedrückt wurde. Sehr selten kommt es zu einer kleinen lokalen Entzündung. Ein Einwand gegen jegliche Punktion ist die verbreitete Sorge, dass es zu einer Tumorzellverschleppung (im Falle, dass es sich um bösartiges Gewebe handelt) kommen könnte. Hierzu lässt sich sagen, dass nach einer Feinnadelpunktion der Schilddrüse eine derartige Verschleppung von Tumorzellen nie beobachtet wurde. Sorgfältige Untersuchungen des Stichkanals bei Patienten, bei denen die

Entzündungen nach Feinnadelpunktion sind selten

Feinnadelpunktion einen Schilddrüsenkrebs aufdeckte und die anschließend operiert wurden, konnten die Sorge vor einer derartigen, u. U. gefährlichen Komplikation einer Feinnadelpunktion voll entkräften.

Bei Gerinnungsstörung oder Therapie mit gerinnungshemmenden Mitteln darf keine Feinnadelpunktion durchgeführt werden

Sollten Sie an einer Gerinnungsstörung leiden oder gerinnungshemmende Mittel („Antikoagulantien") einnehmen (z. B. Marcumar nach Herzinfarkt), verbietet sich die Feinnadelpunktion. Nur nach besonderer Vorbereitung, die mit Ihnen abgesprochen werden müsste, wäre die Feinnadelpunktion durchführbar.

Es ist noch zu erwähnen, dass manchmal das mit der Feinnadelpunktion gewonnene Material unzureichend sein kann oder aus anderen Gründen der zytologische Befund nicht eindeutig ist. Dann muss die Punktion wiederholt werden.

Beschreibt der Zytologe eine „follikuläre Neoplasie" oder „onkozytäre Neoplasie", ist zur wirklich sicheren Abklärung die histologische (feingewebliche) Untersuchung, d. h. die Operation nicht zu umgehen.

4.7
Szintigraphie

Die Szintigraphie wird in Deutschland etwa 1,4 Millionen mal pro Jahr durchgeführt

Die Szintigraphie (von griechisch „szinti"= Lichtblitz, graphein = schreiben) ist eine häufige Untersuchung. In Deutschland wird sie etwa 1,4 Millionen mal pro Jahr durchgeführt.

Sie ist indiziert

- bei tastbaren und/oder sonographisch abgrenzbaren Herdbefunden (Knoten),
- bei latenter Hyperthyreose (TSH erniedrigt),
- bei Verdacht auf funktionelle Autonomie (vgl. Kapitel 8.2),
- im Rahmen der Differentialdiagnose der Autoimmunhyperthyreose (Morbus Basedow, vgl. Kapitel 8.3) gegenüber der Autoimmunthyreoiditis (vgl. Seite 140),
- zur Verlaufskontrolle der funktionellen Autonomie und
- zur Dokumentation des Effektes einer Radiojodtherapie.

Bei Schwangeren darf keine Szintigraphie druchgeführt werden

In der Schwangerschaft und Stillzeit ist die Szintigraphie kontraindiziert. Bei Kindern und Jugendlichen ist man zurückhaltend.

Wie wir wissen, werden die im Körper vorhandenen Jodatome ausschließlich zur Synthese von Schilddrüsenhormonen verwendet. Da der Herstellungsort für die Schilddrüsenhormone die Schilddrüse ist, wandern die Jodatome über den Blutweg in diese „Fabrik".

Hier nun setzt das raffinierte Prinzip der Szintigraphie ein:

Man mischt ein paar radioaktive Jodatome (Isotope) unter die Heerscharen der auf dem Weg zur Schilddrüse befindlichen nicht-radioaktiven Jodatome. Diese radioaktiven Jod-Isoptope „benehmen" sich chemisch genau so wie die nicht-radioaktiven Isotope, aufgrund ihrer Radioaktivität senden sie jedoch Strahlung aus, die von geeigneten Messgeräten registriert werden kann.

Nach einer gewissen Zeit sind die im Vergleich zu den Massen von nicht-radioaktiven Jodatomen wenigen „Stoffwechselspione" in der Schilddrüse angekommen und verteilen sich dort wie ihre nicht-radioaktiven Artgenossen. Über ihre Strahlung melden sie ihren Aufenthaltsort, so dass mit Hilfe einer Gammakamera (weil Gammastrahlen = Lichtquanten registriert werden) ein Bild (Szintigraphie) der Schilddrüse entsteht.

Nicht nur die Größe der Schilddrüse wird damit sichtbar – diese Aufgabe erfüllt die Sonographie besser – sondern auch die Funktion erschließt sich bildlich. Läuft die Funktion in der gesamten Schilddrüse oder auch nur in einer Abteilung der Fabrik (Knoten) übertourig ab, ist dies mit einer übertourigen Anraffung von Jodatomen verbunden. Auch die radioaktiven Jodatome werden sich vermehrt ansammeln. Im Falle eines Knotens redet man dann von einem heißen Knoten.

Die Szintigraphie erlaubt Aufschlüsse über Größe und Funktion der Schilddrüse

Früher verwendete man als radioaktive Spione Jod-131, das als Kapsel oder Flüssigkeit geschluckt wurde und über die Magen-Darm-Resorption ins Blut gelangte. Wegen unnötiger Strahlenbelastung tauschte man später Jod-131 gegen Jod-123 aus, das mit einer physikalischen Halbwertszeit von 13 h (Jod-131: 8,3 Tage) und einer niedrigen Gammaenergie gümstiger ist. (Jod-131 hat eine hohe Gammaenergie und eine für diagnostische Zwecke überflüssige Betastrahlung). Die aufwändige technische Produktion von Jod-123 (Zyklotronprodukt) und die län-

Radioaktive Jodpräparate

geren Untersuchungszeiten führten jedoch dazu, dass diese schlechthin ideale Untersuchungssubstanz für die Schilddrüse nur noch bei ganz speziellen Fragestellungen eingesetzt wird (z. B. vor einer Radiojodtherapie, vgl. Kap. 5.3)

4.7.1
^{99m}Tc

"Renner" in der Routineschilddrüsendiagnostik ist Technetium-99m

Fast ausschließlich wird heute die Schilddrüsenszintigraphie mit dem radioaktiven Isotop Technetium-99 m (abgekürzt ^{99m}Tc) durchgeführt, genauer mit der chemischen Verbindung Technetium-99m-Pertechnetat (= ^{99m}Tc-O$_4$). Weil das Pertechnetatmolekül eine der Ionengröße der Jodisotope vergleichbare Größe besitzt, wird es wie die Jodatome von der Schilddrüse angerafft (Trappingmechanismus: von englisch "trap"= Falle). Es wird jedoch nicht wie die Jodatome in der Schilddrüse weiter zu Hormonen verarbeitet ("verstoffwechselt"). Verantwortlich für dieses unterschiedliche Verhalten ist der Natriumjodidsymporter (vgl. Seite 14) und ein in derselben Zellmembranregion gelegener "Jodkanal". Diese neueren Forschungsergebnisse müssen wir hier nicht vertiefen.

Für szintigraphische Zwecke reicht die Verwendung von ^{99m}Tc-O$_4$ aus, für Funktionsstudien vor einer Radiojodtherapie jedoch nicht.

Technetium-99 m führt zu einer niedrigen "Strahlenbelastung"

Zum "Renner" in der Routineschilddrüsendiagnostik wurde Technetium-99 m vor allem deshalb, weil es in einer nuklearmedizinischen Abteilung immer vorhanden ist, denn die Mehrzahl aller nuklearmedizinischen Untersuchungen wird mit diesem Isotop durchgeführt, weil es eine für die Szintigraphie günstige Strahlung (140 keV) besitzt und – bei einer physikalischen Halbwertszeit von nur 6 h – zu einer niedrigen "Strahlenbelastung" führt. Bei der üblichen Verwendung von 37 Megabecquerel (37 MBq = 1 Millicurie (mCi) ^{99m}Tc ergibt sich eine Strahlenbelastung von 0,39 cGy (rad) als Schilddrüsendosis bzw. von 0,41 mSv als "effektive Äquivalentdosis".

Es ist klar, dass diese quantitativen Angaben dem strahlenphysikalisch und -biologisch unkundigen Laien nichts, aber auch gar nichts sagen. Sie stehen hier nur der Vollständigkeit halber. Eine Erklärung der bloßen Begriffe, gar das Ermöglichen einer kompetenten Bewertung durch den Leser, würde den Rahmen dieses Buches sprengen. Es kann an dieser Stelle nur betont werden, dass die Strahlenbelastung durch die Szintigraphie so gering (im Vergleich zur natürlichen Strahlenbelastung) ist, dass sie vernachlässigbar ist. Dies gilt umso mehr, wenn man sich vor Augen hält, dass ohne Szintigraphie möglicherweise eine exakte Diagnosestellung und daraus folgend auch die richtige Therapie unterbleiben könnte.

4.7.2
Wie läuft die Schilddrüsenszintigraphie ab?

^{99m}Tc-Pertechnetat wird in eine Armvene injiziert. Meist erfolgt gleichzeitig eine Blutentnahme zur Bestimmung der Schilddrüsenhormone und des TSH. Nach etwa 15–25 min ist der optimale Zeitpunkt zur Szintigraphie, die im Liegen oder Sitzen durch-

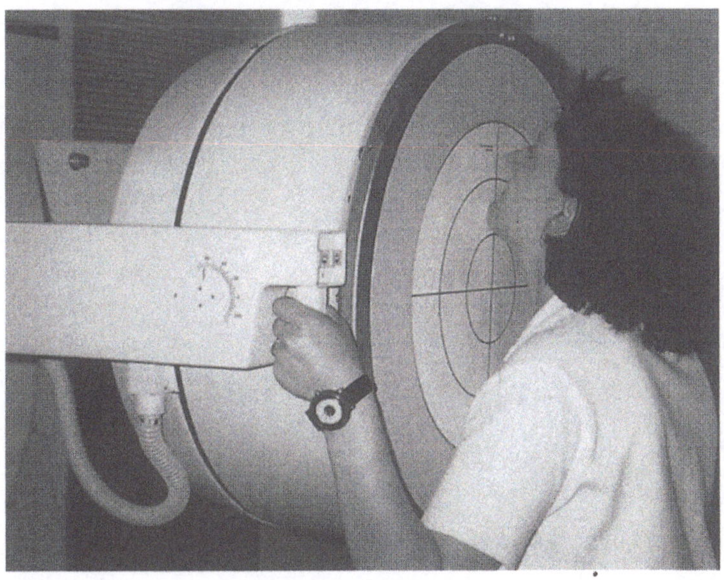

Abb. 4.8. Die Szintigramme werden mit einer Gammakamera aufgenommen. Zusätzlich wird gleichzeitig der TcTU gemessen (s. Text)

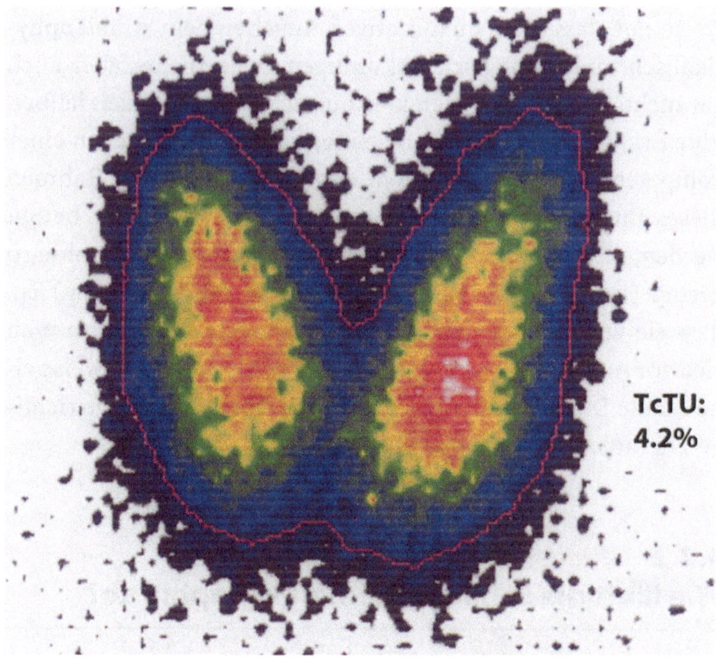

Abb. 4.9. Szintigramm einer linksbetont mäßiggradig vergrößerten Schilddrüse ohne Knotenbildung („Struma diffus"). Der TcTU liegt im Normbereich (unten rechts ausgedruckt). Die farbige Wiedergabe des Szintigramms mittels eines Farbkopierers ist heute das gängigste Dokumentationsverfahren

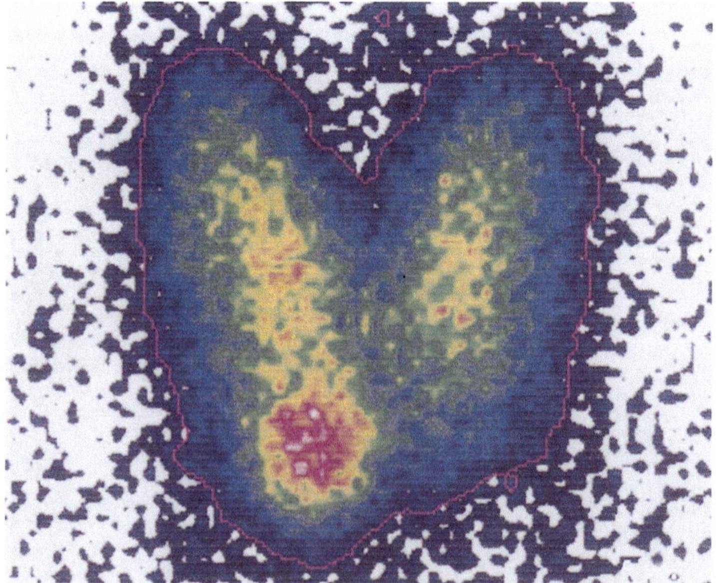

Abb. 4.10. Gering vergrößerte Schilddrüse mit einer fleckförmig intensiveren Anreicherung im unteren Pol des rechten Schildrüsenlappens. Im Farbszintigramm ist dieser Knoten rot ausgedruckt („Heißer Knoten"). Es ist ein autonomes Adenom

geführt wird. Wichtig ist, dass Sie während der Aufnahme an der Gammakamera möglichst unbeweglich bleiben, damit das Szintigramm gut gelingt. Apparativ wurden die früher üblichen „Scanner" durch Gammakameras abgelöst.

Abbildungen 4.8–4.11 zeigen eine Patientin vor einer modernen Gammakamera und entsprechende Szintigramme dazu, einmal auf Röntgenfilm dokumentiert, dann als Farbkopien.

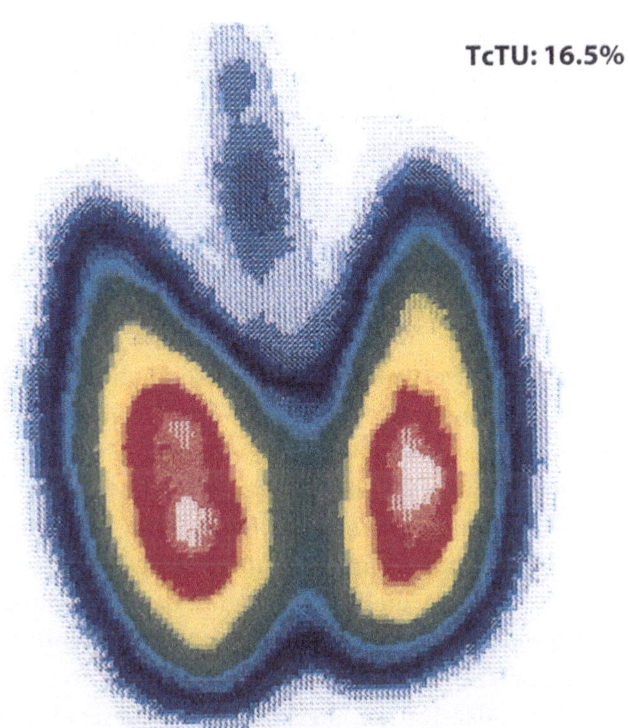

Abb. 4.11. Hyperthyreose bei Morbus Basedow. Die Schilddrüse ist vergrößert und zeigt – als Ausdruck ihrer gesteigerten Funktion – eine vermehrte Anreicherung des ^{99m}Tc, quantitativ dokumentiert mit dem erhöhten TcTU von 16,5 %

4.7.3
Was zeigt das Schilddrüsenszintigramm?

Das Szintigramm wird im Maßstab 1:1 aufgezeichnet, d. h. die Schilddrüsengröße im Szintigramm entspricht genau der Größe Ihrer Schilddrüse. Die Größenverhältnisse sind jedoch die geringste Information, die das Szintigramm zu bieten hat. Wichtiger ist es, das Szintigramm als sog. Funktionstopogramm zu begreifen. (von griechisch „topos" = Ort), d. h. das Szintigramm ist ein Bild, das in der Schilddrüse Orte vermehrter oder verminderter Stoffwechselaktivität anzeigt. Bedeutsam ist diese bildhafte Information beispielsweise bei der Diagnostik der funktionellen Schilddrüsenautonomie.

Das Schilddrüsenszintigramm zeigt Stellen mit vermehrter oder verminderter Stoffwechselaktivität an

4.8
TcTU

Eine zusätzliche wertvolle Information kann mit dieser Untersuchung gewonnen werden, wenn der Gammakamera ein Rechnersystem nachgeschaltet ist, wie es in einer modernen nuklearmedizinischen Abteilung die Regel ist. Mit dem Rechner kann die prozentuale Aufnahme (Aufnahme: engl. „uptake") des ^{99m}Tc-Pertechnetat in die Schilddrüse gemessen werden. Diese Untersuchung, die gleichzeitig mit der Szintigraphie abläuft und von Ihnen nicht als gesondert bemerkt wird, heißt in der Fachsprache „Thyreoidale Pertechnetataufnahme" oder ^{99m}Tc-Thyreoidea-Uptake, abgekürzt TcTU. Dieser sehr wichtige Begriff wird falls erforderlich mit jedem Szintigramm ausgedruckt, taucht in Arztbriefen auf und sollte Sie daher interessieren, zumal für Sie persönlich entscheidende Konsequenzen aus der Bestimmung des TcTU abgeleitet werden könnten (vgl. auch Seite 111).

Mit einem Computer kann die prozentuale Aufnahme des ^{99m}Tc-Pertechnetat in die Schilddrüse gemessen werden

Der TcTU gilt auch als Äquivalent für die Jodidclearance. Clearance bezeichnet die Fähigkeit eines Organs, Blutplasma von einem bestimmten Stoff zu befreien. Ein hoher TcTU, also eine erhöhte Jodidclearance, bedeutet, dass von der Schilddrüse viel Jod aus dem Blutplasma herausgezogen und im Organ angereichert wird. Das ist der Fall bei Jodmangel oder einer überfunk-

Bei ausreichender Jodversorgung oder unterdrücktem Stimulus der Hirnanhangsdrüse zur Jodaufnahme ist der TcTU niedrig

tionierenden Schilddrüse. Umgekehrt findet man einen niedrigen TcTU bei ausreichender Jodversorgung oder weil der Stimulus der Hirnanhangsdrüse zur Jodaufnahme unterdrückt ist. Zur richtigen Beurteilung benötigt der Nuklearmediziner u. a. Angaben, ob der Patient schilddrüsenwirksame Medikamente eingenommen oder jodhaltiges Kontrastmittel erhalten hat.

Der basale TcTU liegt bei einer ausreichend mit Jod versorgten Schilddrüse im Bereich von 0,5–2 %. In Jodmangelgebieten kann ein Wert von 2–8 % erreicht werden.

4.9
Suppressionstest

Manchmal, besonders wenn sich der Verdacht auf autonome Areale in der Schilddrüse einstellt, ist eine Wiederholung der Untersuchung (Szintigraphie und TcTU) unverzichtbar. Sie erhalten dann aber zuvor Schilddrüsenhormone, um die Intaktheit des Regelkreises zu prüfen. Diese Szintigraphie mit Bestimmung des TcTU nach genau vereinbarter Einnahme von Schilddrüsenhormonen nennt man „Suppressionstest" (vgl. auch Seite 111).

Als „Suppressionstest" wird eine Szintigraphie mit Bestimmung des TcTU nach genau vereinbarter Einnahme von Schilddrüsenhormonen bezeichnet

Zeitpunkt, Art und Menge der Tabletteneinnahme sind von Arzt zu Arzt unterschiedlich. Folgende Schemata sind gängig:

- häufigste Variante ist die Einnahme von 150–200 µg Levothyroxin tägl. über 10–14 Tage (150 µg bei Patienten über 50 J., 200 µg bei Patienten unter 50 Jahren);
- 60–100 µg Liothyronin (Trijodthyronin = L-T3 z. B. : 3 1 Tablette Thybon 20 Henning oder 1 Tablette Thybon 100 Henning) 7 bis 14 Tage lang täglich;
- einzeitige Einnahme von 3 mg Levothyroxin (L-Thyroxin Henning® test) und ca. 7 bis 11 Tage danach Test (Szintigraphie und TcTU);
- Einnahme von Levothyroxin (täglich etwa 2 µg/kg Körpergewicht) über 4–6 Wochen (im Rahmen der üblichen Substitutionstherapie mit Thyroxin). Diese längerfristige Methode ist am besten und wird daher von uns bevorzugt.

Sollte der Suppressionstest bei Ihnen durchgeführt werden, werden Sie genaue Anweisungen von Ihrem Arzt erhalten.

Durch die Gabe von Schilddrüsenhormon wird über den Blutweg der Hypophyse mitgeteilt, dass genügend oder sogar zuviel Schilddrüsenhormon im Körper vorhanden ist. Bei normal funktionierendem Regelkreis (vgl. Kapitel 3.3) wird die Hypophysenaktivität unterdrückt (supprimiert), d. h. die Hypophyse wird die TSH-Ausschüttung verringern, d. h. auch die davon abhängige Aufnahme von ^{99m}Tc in die Schilddrüse (Maß dafür: TcTU) wird verringert.

Bei intaktem Regelkreis wird also ein im Vergleich zum Ausgangswert (TcTU der Voruntersuchung) deutlich erniedrigter TcTU gemessen: „positiver Suppressionstest".

Bei funktioneller Schilddrüsenautonomie ist der TcTU im Vergleich zum Ausgangswert unzureichend erniedrigt: „negativer Suppressionstest".

Das Kriterium für Positiv/Negativ ist nicht allgemeinverbindlich definiert, da die Autonomie ein graduelles Phänomen ist (Näheres vgl. Seite 112). Jeder Nuklearmediziner muss seine eigenen Normwerte bestimmen, die aufgrund unterschiedlichen Ausmaßes des jeweiligen Jodmangels in der Region durchaus beträchtlich variieren können.

Die Normwerte bewegen sich in etwa im Bereich von 0,5–2 %. Bei Werten >2 % ist meist eine funktionell relevante Autonomie anzunehmen.

Der Suppressionstest verbietet sich, wenn das basale TSH schon ohne Einnahme von Schilddrüsenhormonen erniedrigt ist (TSH <0,1 mU/l).

4.10
Zusätzliche Untersuchungen

Manchmal sind über die bisher aufgeführten Untersuchungen hinaus weitere diagnostische Verfahren erforderlich:

Die Tracheazielaufnahme und der Oesophagusbreischluck dokumentieren eine Verdrängung und eventuelle Einengung der Luftröhre (Trachea) bzw. der Speiseröhre (Ösophagus). Ein Press- und Saugversuch unter Durchleuchtung gibt Aufschluss über eine möglicherweise bestehende Wandinstabilität der

Luftröhre. Bei zu starkem und langem Druck durch eine Struma können die Knorpelspangen der Luftröhre zugrunde gehen („Tracheomalazie").

Die Thoraxübersichtsaufnahme (Röntgenaufnahme des Brustraums) ist angezeigt bei der Aufdeckung von in den Brustkorb hineinwachsenden (retrosternalen oder intrathorakalen) Strumaanteilen und auch zur Entdeckung von Lungenmetastasen bei Schilddrüsenkarzinom.

Die Computertomographie der Schilddrüse bietet entscheidende Vorteile bei der Beurteilung von Schilddrüsenkarzinomen (CT ohne jodhaltige Kontrastmittel!).

Die Computertomographie der Orbitae (Augenhöhlen) ist gelegentlich wertvoll bei der endokrinen Orbitopathie (vgl. Seite 121). Vor allem bei einseitigem Augenbefall (in 10 % bei Morbus Basedow) ist mit der CT ein Tumor differentialdiagnostisch abzugrenzen.

Computertomographie

Zunehmend wird die CT von der Kernspintomographie (Synonyme: NMRT = Nuklearmagnetische Resonanztomographie; MR = Magnetresonanz-Verfahren) abgelöst, da MR ohne Strahlenbelastung der Augenlinse ist.

Alternativ ist die Sonographie der Orbitae manchmal ausreichend.

Vorteil: billig. Nachteil: Nicht alle Augenmuskeln lassen sich befriedigend erfassen.

Kernspintomographie

Die Ganzkörperskelettszintigraphie mit ^{99m}Tc-MDP dient der Metastasensuche bei Schilddrüsenkarzinom.

Die Szintigraphie mit Thallium-201 oder ^{99m}Tc-MIBI zeigt eine Anreicherung in bösartigem Schilddrüsengewebe. Diese Anreicherung ist insofern unspezifisch, als lediglich eine vermehrte Proliferation (Wachstum) angezeigt wird. Besonders wenn im ^{99m}Tc-Szintigramm ein Knoten „kalt" ist, im Thallium-201- oder ^{99m}Tc-MIBI -Szintigramm aber „heiß", so besteht der Verdacht auf ein Schilddrüsenkarzinom.

Diese Szintigraphie wird in der Nachsorge von Schilddrüsenkarzinomen eingesetzt, da bei dieser Methode ein Absetzen der Schilddrüsenhormontherapie nicht erforderlich ist. In manchen Fällen scheint die Szintigraphie mit Thallium-201

Ganzkörperskelettszintigraphie

oder ^{99m}Tc-MIBI auch empfindlicher (nicht jodspeichernde) Metastasen zu registrieren.

Die Positronenemissionstomographie (PET) hat Bedeutung vor allem bei speziellen Problemen in der Nachsorge von Schilddrüsenkarzinomen.

Therapie

In diesem Kapitel wird eine ausführliche Übersicht über die Behandlungsmöglichkeiten bei Schilddrüsenerkrankungen gegeben. Diese Zusammenfassung empfiehlt sich deshalb, weil diese Therapieformen bei unterschiedlichen Schilddrüsenerkrankungen zum Teil ähnlich sind. Bei der Abhandlung der verschiedenen Krankheiten kann dann auf wiederholte Darstellungen der allgemeinen Therapiegrundlagen verzichtet werden, und statt dessen werden die wesentlichen krankheitsbedingten Unterschiede oder bloß Variationen in der Therapie knapp und konzentriert, teilweise stichwortartig, aufgeführt.

Grundsätzlich unterscheidet man 3 Therapieformen:
- die medikamentöse Therapie
- die operative Therapie
- die Radiojodtherapie

5.1
Medikamentöse Therapie

Grob gesehen lassen sich die Medikamente, welche die Schilddrüsenfunktion beeinflussen, in zwei Kategorien einteilen: Mit den einen Präparaten „gibt man Gas" (z. B. mit Schilddrüsenhormonen bei der Unterfunktion), mit den anderen „tritt man auf die Bremse" (z. B. mit „Thyreostatika" bei Schilddrüsenüberfunktion).

5.1.1
Substitutionstherapie
mit Schilddrüsenhormonen

Die Substitutionstherapie (Substitution = Ersatz eines Mangels) basiert auf folgender Vorstellung:

Jodmangel führt – zumindest vorübergehend bzw. schubweise – zu einer verminderten Produktion von T3 und T4 mit der Konsequenz, dass aus der Hirnanhangsdrüse vermehrt TSH ausgeschüttet wird (Regelkreis). Das TSH stimuliert die Schilddrüse zu einer den Hormonmangel ausgleichenden Mehrproduktion von T3 und T4, verbunden mit einer als Anpassungsprozess aufzufassenden Größenzunahme der Schilddrüsenzellen und damit der Schilddrüse insgesamt. Die ausgleichende Hormonmehrproduktion bremst die TSH-Ausschüttung, so dass eine ausgeglichene (euthyreote) Stoffwechsellage wieder hergestellt ist. Im Großen und Ganzen fallen also bei der Jodmangelstruma keine eindeutig erhöhten TSH-Werte oder etwa erniedrigte T3- und T4-Werte auf. Die logische Konsequenz aus dem Gesagten ist, dass eine „künstliche" Anhebung der Schilddrüsenhormonkonzentration im Blut die immer wieder – man könnte sagen: stichelnde – TSH-Ausschüttung unterbindet. Somit entlastet zur Ruhe gekommen kann der unförmige Kropf zu einer gesunden, schlanken Schilddrüse „abmagern".

Bei der Jodmangel-struma fallen im Großen und Ganzen keine eindeutig erhöhten TSH-Werte oder erniedrigte T3- und T4-Werte auf

5.1.2
Therapie mit Levothyroxin (L-Thyroxin)

Früher erhielt der Patient Präparate, die in einem bestimmten Mischungsverhältnis sowohl T3 als auch T4 enthielten. Nachdem man aber erkannt hatte, dass sich die Körperzellen das biologisch aktivere Trijodthyronin (T3) jederzeit ihrem Bedarf entsprechend aus dem im Blut kreisenden Tetrajodthyronin (Thyroxin, T4) selbst besorgen, indem sie dem T4 eines seiner vier Jodatome abspalten, gibt man heute der Therapie mit reinem T4 (Thyroxin) den Vorzug. Das hat für den Patienten den nicht zu vernachlässigenden Vorteil, dass die unter simultaner T3-Medikation beobachteten gipfelartig aufschießenden „Herzsensationen" (schneller und unregelmäßiger Pulsschlag) sowie Nervosität nahezu verschwunden sind.

Anders als früher bekommt der Patient heute meist reine Tetrajodthyronin-präparate

Mit der richtig dosierten Einnahme von Thyroxin findet sich im Körper eine normale Konzentration von T3 und T4 im Blut, und das auch im normalen Verhältnis zueinander.

Vom Molekül Thyroxin gibt es 2 Formen, von denen Sie die eine sofort wieder vergessen sollten, nämlich die „rechtsdrehende" bzw. das D-Thyroxin (D von dexter = rechts). Dieser Form kommt keine biologische Bedeutung zu.

Statt T4 sagt man heute Levothyroxin

Wenn wir in diesem ganzen Buch von Thyroxin reden, meinen wir immer das „linksdrehende" Molekül, nämlich L-Thyroxin (von levo = links). In den letzten Jahren hat man sich angewöhnt, im Rahmen der Schilddrüsenhormontherapie von „Levothyroxin" zu sprechen. Daher wollen wir uns hier diesem (etwas umständlichen) Sprachgebrauch anschließen. (Also adieu, du kurzes „T4"!)

Handelsübliche Levothyroxinpräparate

Handelsübliche, bei der Substitutionstherapie angewendete reine (d. h. nichts anderes als L-T4 enthaltende) Levothyroxinpräparate (die Zahlen entsprechen der jeweiligen Dosierung in μg) sind in alphabetischer Reihenfolge:

- Berlthyrox 50, 100, 150
- Eferox 25 50, 100, 150
- Euthyrox 25, 50, 75, 100, 125, 150, 175, 200, 300
- L-Thyroxin 25, 50, 75, 100, 125, 150, 200 Henning
- L-Thyroxin depot Henning
- Thevier 50, 100

Das Präparat „L-Thyroxin Henning test" wird nur für den Suppressionstest, also in der Diagnostik, verwendet (vgl. Seite 59)

5.1.3
Beginn und Dauer der Therapie
mit Levothyroxin (L-Thyroxin)

Man beginnt mit einer einschleichenden Dosierung, z. B. mit 50 μg / Tag etwa 8–14 Tage lang.

Die tägliche Dosis wird langsam gesteigert

Dann steigert man die Dosis in ein- bis zweiwöchigen (evtl. 4-wöchigen) Abständen, abhängig von der Verträglichkeit, Kontrolluntersuchungen und natürlich der vorliegenden Krankheit (Indikation) um 25–50 μg bis zur gewünschten Dosis. Zur Behandlung der euthyreoten Struma benötigt der Erwachsene eine mittlere endgültige Dosis von etwa 100–200 µg Levothyroxin täglich, manche benötigen bis zu 200 µg / Tag. Der ältere Mensch kommt meist mit einer Dosis bis zu 100 µg aus. Zur Vermeidung von Herzbeschwerden beginnt er am besten mit nur 25 µg / Tag. Wegen der biologisch langen Halbwertszeit braucht Levothyroxin nicht auf mehrere Einzeldosen am Tag verteilt werden; es reicht eine einmalige Einnahme. Ob die empfohlene Einnahme nüchtern eine halbe Stunde vor dem Frühstück für eine gute Resorption tatsächlich so wichtig ist, ist unklar.

Was aber unbestreitbar sehr wichtig ist: die regelmäßige, langfristige Tabletteneinnahme. Ein Kropf ist halt etwas anderes als ein Schnupfen, der nach einer Woche auskuriert ist. Untersuchungen haben allerdings gezeigt, dass nur die Hälfte aller Patienten mit der Diagnose „Kropf bei euthyreoter Funktionslage" die empfohlene Langzeittherapie konsequent durchhält. Nun ja, wenn der Hals spürbar dünner wird und schon vorher verhältnismäßig wenig Beschwerden bestanden...

Die Tabletten müssen langfristig und regelmäßig eingenommen werden

Die Notwendigkeit einer langen, durchaus auch lebenslangen Substitutionstherapie mit Schilddrüsenhormonen wird vielleicht an folgendem Beispiel anschaulicher:

Stellen Sie sich vor, es werde Ihnen zugemutet, jeden Tag Ihres Lebens einen Doppelzentner Kartoffeln einen Kilometer weit zu transportieren. Das geht über Ihre Kräfte, und mit der Zeit kommen Sie ganz schön auf den Hund. Aufgrund Ihrer Beschwerden erhalten Sie eine Schubkarre. Damit ist Ihre Aufgabe ein Kinderspiel, und Sie erholen sich so rasch, dass Sie übermütig werden: Sie spüren ja Ihre vormalige Schwäche nicht mehr und lassen daher die Schubkarre weg. Was passiert, ist klar: die gleichen massiven Beschwerden wie zuvor kehren zurück („Rezidiv").

Die Tabletten sind eine Hilfe für den Organismus; lässt man sie weg, kommen die Beschwerden wieder

Das Bild lässt sich auf die Substitutionstherapie (= Schubkarre) bei euthyreoter Struma übertragen.

Dennoch gibt es viele Ärzte, die etwa ein bis zwei Jahre nach erfolgreicher Therapie die Therapie mit Levothyroxin ausschleichend beenden („Auslassversuch"), gleichzeitig aber die Einnahme von Jod als „Rezidivprophylaxe" (Vorbeugung eines erneuten Auftretens der krankhaften Veränderungen) empfehlen. Erweist sich das Hilfsmittel Jod als ungenügend, entwickelt sich – gar nicht mal so selten – ein Rezidiv. Die Schubkarre (Levothyroxin) muss wieder her. Der Versuch hat halt nicht geklappt. Ursache für das Scheitern kann sein, dass der Jodmangel nicht allein Schuld am Strumawachstum trug.

In der Mehrzahl der Fälle ist das Versagen bei reiner Jodgabe darauf zurückzuführen, dass eine Jodfehlverwertung besteht: Durch Enzymdefekte – man unterscheidet 6 Formen der Jodfehlverwertung – ist die Schilddrüse nicht in der Lage, aus ausreichend zur Verfügung gestelltem Jod das Endprodukt L-Thyroxin oder L-Trijodthyronin zu bilden.

Wenn man nicht zu lange wartet, richtet der Auslassversuch keinen größeren Schaden an.

5.1.4
Was leistet die Substitutionstherapie mit Schilddrüsenhormonen?

Der Effekt hängt sehr vom lokalen Ausgangsbefund ab. Derbe Knotenstrumen sind kaum noch zu verkleinern. In diesen Fällen ist es bereits als Erfolg zu werten, wenn das Strumawachstum gestoppt wird.

Der Behandlungserfolg ist am größten bei nicht knotig veränderten („diffusen") Strumen junger Menschen. Bei ihnen lässt sich eine Volumenreduktion um 30–40 % der ursprünglichen Kropfgröße erreichen.

Der hauptsächliche Effekt der Hormontherapie ist im ersten halben Jahr nach Behandlungsbeginn zu erwarten – bei richtiger Therapiedosis. Nach spätestens 2 Jahren ist mit einer weiteren Strumaverkleinerung nicht mehr zu rechnen.

Daher macht sich in letzter Zeit die Empfehlung breit, die Therapie mit Levothyroxin auf eine maximale Dauer von 2 Jahren zu beschränken.

Nur..., was dann? (Siehe obiges Beispiel mit der Schubkarre.)

Der sich an die Substitutionstherapie „lediglich" anschließenden Rezidivprophylaxe bzw. Vorbeugung eines weiteren Strumawachstums steht (abgesehen von Kindern und jungen Erwachsenen) meist haargenau das gleiche Instrument zur Verfügung wie vorher: Levothyroxin.

Die zitierte Empfehlung erinnert daher penetrant an jenen Bäckerladen, dessen Besitzer wechselte. Anschließend wurden die gleichen Brötchen gebacken, allerdings unter einem anderen Namen.

5.1.5
Indikationen der Therapie mit Levothyroxin (L-Thyroxin)

Die Substitutionstherapie mit Levothyroxin wird bei zahlreichen Schilddrüsenerkrankungen angewendet, z. B. bei allen Formen der Jodmangelstruma (endemischer Kropf), Schilddrüsenunterfunktion (Hypothyreose), Schilddrüsenentzündung, in einer bestimmten Phase der Behandlung einer Überfunktion, als Rezidivvorbeµgung nach Operation und Radiojodtherapie, unter bestimmten Voraussetzungen.

5.1.6
Nebenwirkungen der Levothyroxin-Präparate

Bei Überschreiten der erforderlichen Dosis entsteht die „Hyperthyreosis factitia" (künstlich fabrizierte Schilddrüsenüberfunktion). Es können Symptome auftreten wie Herzrasen („Tachykardie"), Schwitzen, vermehrte Unruhe und Durchfall. Reduktion der Dosis oder (vorübergehendes) Absetzen der Therapie beseitigt die Hyperthyreosis factitia (die bei erhaltenem intaktem Regelkreis eine „unechte" Hyperthyreose darstellt).

Levothyroxin vermindert die Wirkung von Insulin und verstärkt die Wirkung von Antikoagulantien (z. B. Marcumar). Die betroffenen Patienten müssen zumindest in der Anfangsphase der Hormontherapie den Blutzuckerspiegel und den Quick-Wert kontrollieren.

Osteoporose: Vor einigen Jahren ist der Verdacht aufgekommen, dass eine langfristige Einnahme von Schilddrüsenhormonen die Entstehung einer Osteoporose bei Frauen im Klimakterium begünstigt. Die Untersuchungen (Knochendichtemessungen) sind jedoch sehr widersprüchlich.

 **Vorläufiges Fazit: Für Frauen vor der Menopause besteht kein Zusammenhang zwischen Levothyroxin-Einnahme und Osteoporose.**

Frauen nach der Menopause sollten mit der Levothyroxindosis so eingestellt werden, dass der basale TSH-Spiegel nicht voll unterdrückt (supprimiert) ist.

Ausnahme: Bei Schilddrüsenkarzinom ist unbedingt eine TSH-suppressive Dosierung erforderlich. Dann ist eine zusätzliche Östrogentherapie in Betracht zu ziehen.

Kontraindikationen: Vor allem bei bestimmten Herzerkrankungen ist die Therapie mit Levothyroxin untersagt.

Levothyroxin und Schwangerschaft: In der Schwangerschaft sind alle Medikamente verboten, bis auf wenige Ausnahmen. Zu diesen Ausnahmen zählt das Levothyroxin.

Levothyroxin wird in der Schwangerschaft weiter eingenommen

Das Levothyroxin ist kein „Medikament" im eigentlichen Sinne eines Pharmakons, es ist keine Fremdsubstanz. Levothyroxin ist so gut synthetisiert, dass das hochempfindliche Kontrollorgan Hirnanhangsdrüse nicht unterscheiden kann, ob das Hormon aus der Apotheke oder der körpereigenen Fabrik Schilddrüse stammt. Levothyroxin ersetzt („substituiert") den Mangel eines körpereigenen Hormons, und ein Mangel dieses Hormons würde dem Embryo bzw. Feten schaden. Levothyroxin in der Schwangerschaft also unbedingt weiternehmen (Näheres vgl. Seite 161).

Reine Liothyronin (L-Trijodthyronin)-Präparate: Reine Trijodthyronin-Präparate (exakt: Liothyronin; kurz: L-T3), z. B. „Thybon 20 Henning", Thybon 100 Henning" oder Trijodthyronin BC 50 bleiben speziellen Problemen vorbehalten, z. B. beim Suppressionstest oder im Rahmen der Radiojodbehandlung von Schilddrüsenkarzinomen.

5.1.7
Therapie mit Jodid

Da die häufigste Schilddrüsenkrankheit die Jodmangelstruma ("endemischer Kropf") ist, kommt dem Element Jod in der Therapie eine besondere Bedeutung zu. Gerade bei der Jodmangelstruma kann alternativ zur Therapie mit Schilddrüsenhormonen insbesondere bei Kindern und jungen Erwachsenen eine Behandlung bzw. Prophylaxe mit Jodid versucht werden. Bei diesen Altersgruppen gelingt – ziemlich ähnlich wie mit Levothyroxin – eine Strumaverkleinerung um ca. 30–40 %. Mit Dosen von 300–500 µg täglich lässt sich das verarmte Jodreservoir (Jodpool) des Körpers innerhalb von Wochen bis Monaten auffüllen, dann ist eine Dauerdosis von 150 µg täglich ausreichend.

Die Art der Einnahme ist unerheblich. Man kann bei ähnlicher Wirksamkeit 200 µg Jod / Tag oder 1,5 mg / Woche (als Einzeldosis) einnehmen.

Jodpräparate:
- Jodetten 100 Henning (100 µg Jod)
- Jodetten 200 Henning (200 µg Jod)
- Jodetten depot Henning (1,53 mg Jod)
- Jodid 100 (100 µg Jod)
- Kaliumjodid BC 200 (200 µg Jod)
- Mikroplex Jod (100 ml Lösung enthält 1,2 mg Jod)
- Strumex (100 µg Jod)

Therapie und Prophylaxe (Vorbeugung) der Jodmangelstruma durch Deckung des Jodbedarfs vor allem bei Jugendlichen und in der Schwangerschaft.

Schilddrüsenautonomie, Hyperthyreose, Jodallergie. Bei einer latenten (noch verborgenen) Hyperthyreose kann Jod eine manifeste Überfunktion auslösen (vgl. Seite 110).

In einigen Präparaten wird Levothyroxin mit Liothyronin (L-T3) oder mit Jod kombiniert.

Marginalien:

Dem Element Jod kommt in der Therapie eine besondere Bedeutung zu

Handelsübliche Jodpräparate

Indikationen

Kontraindikationen

Kombinationspräparate

5.1.8
Levothyroxin (LT4) plus Liothyronin (LT3)

Den Präparaten, die aus einer Kombination aus Levothyroxin und Liothyronin bestehen, kommt üblicherweise nur noch in Ausnahmefällen eine Bedeutung zu. Dies wäre der Fall bei einer so genannten Konversionsschwäche: Etwa bei einem Leberschaden wird nicht mehr genügend T4 in T3 umgewandelt, so dass besser gleich das biologisch aktivere T3 verabreicht wird:

- Novothyral (100 µg Levothyroxin plus 20 µg Liothyronin)
- Novothyral 75 (75 µg Levothyroxin plus 15 µg Liothyronin)
- Novothyral mite (25 µg Levothyroxin plus 5 µg Liothyronin)
- Prothyrid (100 µg Levothyroxin plus 10 µg Liothyronin)
- Thyroxin-T3 „Henning" (100 µg Levothyroxin plus 20 µg Liothyronin)

Das Mischungsverhältnis 100 µg Levothyroxin plus 10 µg Liothyronin spiegelt die normale Produktion der Schilddrüse am besten wider. Kommt ein Patient mit der üblichen Substitutionstherapie mit reinem Levothyroxin nicht gut klar, ist es sinnvoll, auf ein Präparat wie Prothyrid überzugehen. Gute Erfolge sieht man beispielsweise bei der Behandlung der Hashimoto-Thyreoiditis.

So hat sich in einer aktuellen amerikanischen Studie gezeigt, dass mit einem solchen Kombinationspräparat Beschwerden wie Müdigkeit, Depressionsneigung und Aufbrausen gegenüber einer reinen Levothyroxintherapie signifikant gebessert wurden.

5.1.9
Kombinierte Therapie mit Levothyroxin und Jodid

In den letzten Jahren hat eine kombinierte Therapie mit Levothyroxin und Jodid die Therapie mit reinem Levothyroxin weit überflügelt.

Dass diese Kombinationstherapie sinnvoller ist als die Therapie mit reinem Levothyroxin, war lange unklar. Kritikpunkt: Thyroxin bremst ja infolge des Regelkreises die Ausschüttung von TSH aus der Hirnanhangsdrüse. TSH aber ist – neben anderem – auch verantwortlich für die Jodaufnahme in die Schilddrüse. Ist also dann die Zugabe von Jod zu Levothyroxin, das also indirekt die Jodaufnahme bremst, nicht überflüssig?

Umfangreiche kontrollierte Studien sind durchgeführt und noch im Gange. Es steht demnach jetzt zweifelsfrei fest, dass die zusätzliche Gabe von Jod zu Levothyroxin einen deutlich besseren Effekt auf eine Strumarückbildung hat.

> Es besteht kein Zweifel, dass die zusätzliche Gabe von Jod zu Levothyroxin einen deutlich besseren Effekt hat

Das ist darauf zurückzuführen, dass neben der Wichtigkeit der Verminderung der TSH-Ausschüttung (durch Einnahme von Levothyroxin) auch der Jodmangel in der Schilddrüse als mindest ebenso wichtiger Parameter bei der Strumaentstehung erkannt ist und somit der gleichzeitige Ausgleich des Jodmangels durch Einnahme von Jodid – genau dies ist eben möglich – entscheidend ist (Näheres vgl. Seite 97).

Präparate:

> Handelsübliche Präparate

- Jodthyrox (100 µg Levothyroxin plus 100 µg Jod)
- Thyreocomb N (70 µg Levothyroxin plus 115 µg Jod)
- Thyronajod 50, 75, 100, 125 (… µg Levothyroxin plus jeweils 150 µg Jod.)

Vor allem bei der euthyreoten Struma bei Patienten bis zum 40. Lebensjahr ist der Einsatz dieser Präparate sinnvoll. Erst danach nimmt die Autonomie zu, bei der mit der Gabe von Jod Vorsicht geboten sein kann.

> Indikationen

5.1.10
Behandlung mit Thyreostatika

Es wurde einleitend bemerkt, dass es bei der medikamentösen Therapie zwei Kategorien von Präparaten gibt. Diejenigen, mit denen man „Gas gibt", haben wir jetzt kennen gelernt. Die Kategorie, mit der man „auf die Bremse tritt", betrifft die Thyreostatika (Thyreoidea = Schilddrüse; statika = zum Stehen bringen),

> Medikamente zur Drosselung der Schilddrüsenfunktion

Da diese Medikamente ausschließlich bei der Hyperthyreose (Schilddrüsenüberfunktion) eingesetzt werden, werden sie unter diesem Kapitel abgehandelt (vgl. Seite 121ff).

5.1.11
„Alternative" medikamentöse Therapie

Jede andere medikamentöse Therapie als die bislang dargestellte „schulmedizinische" als „alternativ" zu bezeichnen, ist zunächst einmal ganz einfach eine arrogante Überheblichkeit. Und eigentlich müsste dieses heikle Kapitel mit einem Essay eingeleitet werden, in dem das Verhältnis von „Schulmedizin" (übrigens überwiegend ebenfalls „Erfahrungsmedizin") zur „alternativen" Medizin aus den Schubladenklischees herausgelöst werden sollte. Thema für ein ganzes Buch! Und damit verkneift sich der Autor hier so einiges, was ihm aus dem Spannungsfeld zwischen (lebensrettenden) Erfahrungen mit der Homöopathie am eigenen Körper und der wissenschaftlichen Ausbildung und Forschung (u. a. Promotion mit einem pharmakologischen Thema) in den Fingern an der PC-Tastatur juckt.

Also nur einige Statements:

- Für den Thyreoidologen (Wissenschaftler, der sich speziell mit der Schilddrüse beschäftigt) ist es oft unmöglich, die Aussagen in der alternativen Fachliteratur nachzuvollziehen. Das liegt nicht nur an der anderen Sprache und an ungewohnten Theorien, sondern mehr noch daran, dass alternative Mediziner oft nicht nur die schulmedizinische Therapie ablehnen, sondern auch deren diagnostische Verfahren.

Wenn aber die Diagnose nicht überprüfbar ist, lässt sich von vornherein über Sinn und Unsinn sowie Wirksamkeit einer bestimmten Therapieform in einem konkreten Fall nicht diskutieren.

- Die von Neuraltherapeuten empfohlenen 10- bis 20-maligen Injektionen (in etwa einwöchigen Abständen) von Lokalanästhetika in die Schilddrüse bringt bei „echten" Schilddrüsenerkrankungen keinen (schulmedizinisch) nachweisbaren positiven Effekt. Im Falle einer Schilddrüsenüberfunktion (Hyperthyreose) wäre sogar davor zu warnen, da wertvolle Zeit verloren ginge, um die mitunter sehr gefährliche Stoffwechselentgleisung zu bremsen.
- Die Homöopathie hält – oft in nahezu unvorstellbaren Verdünnungen – Mittel vor, die beispielsweise getrockneten Schwamm (Badiaga), Badeschwamm (Spongia), die Ge-

steinsart Gneis (Lapis albus) und Quecksilber (Mercuris solubilis) enthalten.

Daneben gibt es zahlreiche „Komplexmittel", die als homöopathische Fertigarzneien erhältlich sind.

- Von den pflanzlichen Inhaltsstoffen scheint das Wolfstrappkraut (Lycopus europaeus) eingehend untersucht. Es soll die Schilddrüsenhormonproduktion direkt in der Schilddrüse und durch Blockierung von TSH-Effekten drosseln. Daher wird es von homöopathisch tätigen Ärzten als Thyreostatikum eingesetzt.

Homöopathische Mittel

Der Autor hat nicht ausreichende Erfahrung mit diesen Präparaten, um ein definitives Urteil abgeben zu können. Seine persönliche Meinung: Die Hyperthyreose ist ihm zu gefährlich, als dass er auf die erprobte rasche Wirksamkeit der schulmedizinisch üblichen Thyreostatika verzichten möchte. Und zur Behandlung der (euthyreoten) endemischen Struma erscheint ihm nichts „natürlicher" als das Schilddrüsenhormon Thyroxin, das absolut rein und dem in der Schilddrüse produzierten Hormon chemisch völlig identisch von Pharmafirmen hergestellt wird. Es ist damit weniger eine „Fremdsubstanz" als etwa ein Badeschwamm. Und das in der Therapie oder Prophylaxe eingesetzte Jodid ist so natürlich wie das Jod der Meere, woher es stammt.

Das Kapitel Schilddrüse ist damit kaum als Schlachtfeld geeignet, auf dem sich „Schulmedizin" und „alternative Medizin" feindliche, exemplarische Grundsatzattacken liefern könnten oder sollten.

Thyroxin ist keine Fremdsubstanz

5.2
Chirurgische Therapie

In einer besonderen Disziplin ist Deutschland unumstrittener Weltmeister: im Operieren von Kröpfen. Pro Jahr werden hierzulande etwa 90.000 Struma-Operationen durchgeführt. Gäbe es eine gesetzlich geregelte, vernünftige Jodsalzprophylaxe, könnten die allermeisten dieser Operationen vermieden werden. Ein bekannter Slogan lautet: „Nichts ist überflüssiger als ein

In Deutschland werden jährlich 90.000 Struma-Operationen durchgeführt

Kropf!" Das lässt sich mit gleicher Gültigkeit auch auf Kropfoperationen übertragen.

Es gibt Schilddrüsenerkrankungen, bei denen eine Operation zwingend notwendig ist. Eine solche „absolute Operationsindikation" besteht bei konkretem Verdacht auf eine bösartige Schilddrüsenveränderung („Malignitätsverdacht) und bei Erfolglosigkeit nichtoperativer Methoden, etwa bei Einengung der Luftröhre durch eine Struma oder bei Hyperthyreose. Eine „relative Operationsindikation" besteht, wenn eine Krankheit mehrere Behandlungsmethoden alternativ zulässt, aus verschiedenen Gründen jedoch der Operation der Vorzug gegeben wird.

Die Indikationsstellung hat selbstverständlich immer die spezielle Schilddrüsenkrankheit und die individuelle Situation des Patienten mitsamt seiner Wünsche zu berücksichtigen. Ein Beispiel: Eine seltene Komplikation einer Strumaoperation ist eine Stimmbandlähmung mit bleibender Heiserkeit und leiser Stimme. Träfe dieses seltene Ereignis beispielsweise eine Grundschullehrerin, könnte sie womöglich anschließend ihren Beruf nicht mehr ausüben. Die Berücksichtigung dieser persönlichen Gegebenheit könnte die betroffene Patientin und ihren Arzt sich eher gegen eine Operation entscheiden lassen.

Was Patienten oft am meisten interessiert, ist die Narbe, die nach der Operation zu sehen ist. Doch das ist das allergeringste Problem. Fast alle Operateure legen zur Eröffnung der Haut einen „Kragenschnitt" an, von dem später nur eine wenige Zentimeter lange feinste Narbe zu sehen ist. Meist lässt sich diese Narbe kaum erkennen, da sie in ein horizontal verlaufendes Halsfältchen gelegt zu werden pflegt.

Wichtiger ist, was in der Tiefe, unter der Haut, geschieht. Und da sind die Operationsverfahren unterschiedlich, je nach Krankheit selbstverständlich und durchaus auch je nach Operateur. Daher kann hier nur eine grobe Übersicht gegeben werden:

Bei einer Schilddrüsenautonomie strebt man eine „funktionskritische Resektion" an, also eine möglichst selektive Entfernung des kranken Schilddrüsengewebes unter möglichst weitgehender Schonung der gesunden Anteile.

Die immunogene Hyperthyreose, bei der die gesamte Schilddrüse erkrankt ist, erfordert eine ausgedehnte Resektion mit Belassen eines kleinen Restes von nicht mehr als 4–6 g („Subtotale Thyreoidektomie"). Andernfalls kommt es leicht zu Hyperthyreose-Rezidiven.

Beim endemischen Kropf („blande Struma" oder „euthyreote Struma") ergibt sich die Notwendigkeit einer Operation vor allem dann, wenn die Struma die Halsorgane (Luftröhre) beeinträchtigt. (Zur Operation bei Schilddrüsenkarzinomen vgl. Seite 150).

5.2.1
Komplikationsmöglichkeiten

- Rekurrensparese (Lähmung des Stimmbandnerven): etwa in 1–2 % aller Struma-Operationen (s. auch Abb. 3.1). Der Prozentsatz einer vorübergehenden Stimmbandnervlähmung liegt etwas höher.
- Tetanie: Die ungewollt vollständige Entfernung der Nebenschilddrüsen führt zum Ausfall der Parathormonproduktion mit schweren Störungen im Kalziumstoffwechsel und Muskelkrämpfen. Heute sehr selten.
- Letztlich sollte auch nicht das Narkoserisiko vergessen werden, das allerdings sehr niedrig anzusetzen ist. Eine standardmäßige Untersuchung (EKG, Röntgenuntersuchung der Lunge, Stimmbandprüfung und einige Labortests) in der Klinik, wo die Operation durchgeführt wird, trägt mit zur Risikoverminderung bei.

5.2.2
Rezidivprophylaxe

Nach einer Schilddrüsenoperation ist in den meisten Fällen eine Substitutionstherapie mit Schilddrüsenhormonen erforderlich, um einem erneuten Strumawachstum vorzubeugen („Rezidivprophylaxe"). Denn beispielsweise bei der operativen Verkleinerung einer euthyreoten Struma wird ja „nur" der Kropf beseitigt, nicht aber die Ursache, die zum Kropf führte. Nach operativer Verkleinerung der „Fabrik" Schilddrüse wird die ausreichende Produktion von Schilddrüsenhormonen eher noch schlechter gelingen als vor der Operation, und daher ist in diesem Fall eine Substitutionstherapie mit Schilddrüsenhormonen erst recht erforderlich. Nehmen Sie eine ärztliche Empfehlung, nach der Operation Schilddrüsenhormone einzunehmen (meist lebenslang), unbedingt ernst. Andernfalls kommt es nach etwa 5–10 Jahren nämlich zu einem (wirklich vermeidbaren) Wiedersehen mit Ihrem Operateur oder zur Radiojodtherapie.

Beachten Sie unbedingt die ärztlichen Anweisungen, die in jedem konkreten Krankheitsfall unterschiedlich sein können (Abb. 5.1).

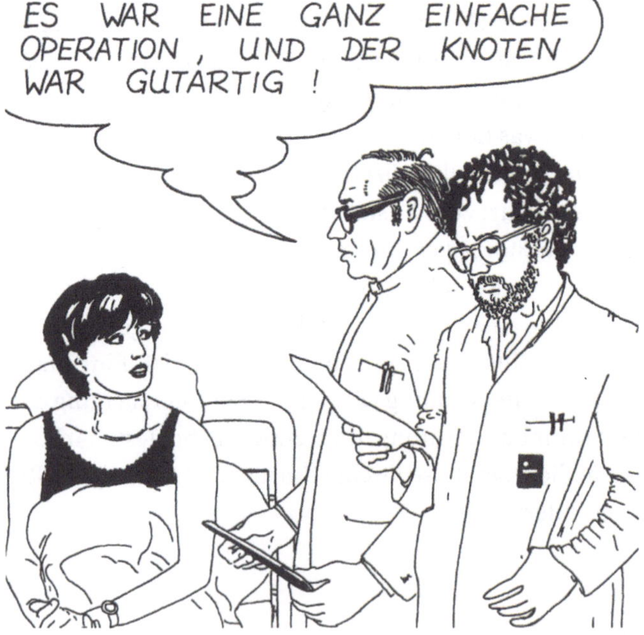

Abb. 5.1. Die Furcht vor einer Operation ist oft sehr groß. Erst wenn alles vorbei ist, kommt der erleichterte Stoßseufzer:„Hätte ich das gewusst, dass alles so einfach ist ...!"

5.3
Radiojodtherapie

Die Radiojodtherapie von Schilddrüsenerkrankungen ist das bekannteste Beispiel nuklearmedizinischer Therapie … und gleichzeitig ziemlich unbekannt, wenn man die oft abstrus anmutenden Vorstellungen über dieses schonende, ungefährliche Therapieverfahren erfährt. Kein Mensch wird „in einen Atomreaktor verwandelt" und in einen Bunker gesperrt. Es läuft alles sehr undramatisch, gar langweilig, ab:

Aufgrund von Voruntersuchungen, bei denen beispielsweise ein „autonomes Adenom der Schilddrüse" festgestellt wurde, wird die Indikation zu einer Radiojodtherapie gestellt und mit dem Patienten ausführlich besprochen. Nach (der Dosisberechnung dienenden) ambulanten Messungen („Radiojodtest") wird der Termin zur stationären Aufnahme vereinbart.

Auf der nuklearmedizinischen Spezialstation schluckt der Patient eine Kapsel mit der berechneten Jod-131-Dosis, und das ist schon die ganze Therapie (Abb. 5.2).

Das radioaktive Jod wird von dem „heißen Knoten" angerafft. Der nicht in den Knoten eindringende Teil des Jod-131 hat

Die Radiojodtherapie ist ein schonendes, ungefährliches Therapieverfahren

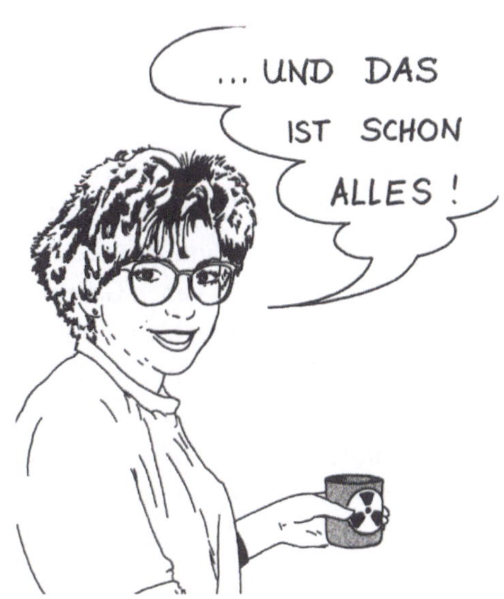

Abb. 5.2. Die Radiojodtherapie ist unspektakulär. Die Patientin schluckt eine Kapsel mit Jod-131, dann wartet sie in einem (fast) normalen Krankenzimmer nur noch auf die Entlassung, deren Zeitpunkt von Messungen abhängt

keine Möglichkeit, sich irgendwo anders festzusetzen und wird über den Urin und gering mit dem Speichel ausgeschieden. Gelangte diese überschüssige Radioaktivität unvermittelt in die Kanalisation, bedeutete dies eine überflüssige Strahlenbelastung der Umwelt. Aus Strahlenschutzgründen münden daher die Abflussrohre aus den sanitären Einrichtungen der Krankenzimmer in eine Abklinganlage. In großen Behältern werden dort die Ausscheidungen so lange verwahrt, bis so viele Halbwertszeiten vorbei sind, dass keine Radioaktivität mehr gemessen werden kann (Halbwertszeit von Jod-131: 8,3 Tage). Erst dann werden die Ausscheidungen der Kanalisation übergeben.

<table>
<tr><td>

Während der Phase radioaktiver Ausscheidungen muss der Patient auf der Spezialstation bleiben

</td><td>

Schon wegen der Sammlung seiner radioaktiven Ausscheidungen muss der Patient stationär auf der Spezialstation bleiben. Das ist durch die Strahlenschutzgesetzgebung vorgeschrieben.

</td></tr>
<tr><td>

Durch die Anreicherung der Radioaktivität in seinem Schilddrüsenknoten wird der Patient für Besucher zur Strahlenquelle

</td><td>

Es gibt noch einen zweiten Grund für die stationäre „Isolierung", welche mehr oder weniger darin besteht, dass der Patient weder die Station verlassen noch Besuch empfangen darf. Durch die Anreicherung der Radioaktivität in seinem Schilddrüsenknoten ist er ja selbst zur Strahlenquelle geworden. Für Besucher würde er somit zur (überflüssigen) Strahlenbelastung (Ein Diabetiker spritzt sich das für ihn persönlich so segensreiche Insulin ja in den eigenen Körper und nicht etwa in den seiner Besucher.)

</td></tr>
</table>

Schon während der paar Tage des stationären Aufenthalts beginnt im Schilddrüsenknoten bereits die heilende Wirkung des Radiojod, ohne dass der Patient meist schon irgendetwas spürt. Das radioaktive Jodisotop Jod-131 sendet neben Gammastrahlen auch Betastrahlung aus. Diese Betastrahlen sind die therapeutisch wirksame Komponente. Sie haben im Gewebe eine sehr geringe Reichweite, und so werden nahezu ausschließlich die krankhaften Zellen des Knotens, die das Jod-131 selektiv anraffen, von ihnen getroffen. Die Dosis des Jod-131 war zuvor so berechnet worden, dass sich eine zelltötende Wirkung im Knoten entfalten kann. Die eingetretene Wirkung, z. B. das Kleinerwerden oder Verschwinden des Knotens, kann der Patient selbst erst oft einige Wochen (bisweilen bis zu einem halben Jahr) später bemerken, wenn er längst zu Hause ist.

Der Zeitpunkt der Entlassung aus dem stationären Aufenthalt – die fast immer drängendste Frage des Patienten, der nach dem Schlucken der radioaktiven Kapsel nur „wartet", – ist durch die Strahlenschutzgesetzgebung vorgeschrieben: frühestens 48 h nach der Verabreichung des Jod-131 und/oder dem Erreichen einer bestimmten Restaktivität. Diese betrug früher 74 MBq (MBq = Abkürzung für Megabequerel: Einheit für die Anzahl der Zerfälle pro Sekunde) Jod-131. Im Rahmen der europäischen Harmonisierung – immerhin ist in den meisten europäischen Ländern die Radiojodtherapie von gutartigen Schilddrüsenerkrankungen ambulant möglich – wurde für Deutschland inzwischen gesetzlich eine Erleichterung herbeigeführt: der Entlassungswert wurde auf 250 MBq heraufgesetzt, was bedeutet, dass der Patient früher entlassen werden kann. Diese Aktivität wird auf der nuklearmedizinischen Station mit eine Sonde täglich gemessen, wenn Sie „entlassungsreif" scheinen.

Sie stellen sich einfach in definiertem Abstand vom Messgerät auf, und das Gerät gibt dann die Restaktivität in Ihrem Körper (vor allem in der Schilddrüse) an.

Keine medizinischen Gründe bestimmen also den Entlassungstermin, sondern die Messung der noch im Körper verbliebenen Radioaktivität. Wann die Radioaktivität im Patienten so weit abgeklungen ist, hängt von der „effektiven Halbwertszeit" ab. Dieser Begriff beinhaltet eine simple mathematische Verknüpfung der physikalischen mit der ganz und gar individuellen „biologischen Halbwertszeit". Die biologische Halbwertszeit ist die Zeit, die vergeht, bis die Hälfte der aufgenommenen Radioaktivitätsdosis aus (einem Organ oder) dem Körper wieder ausgeschieden ist. Viele Faktoren greifen hier komplex ineinander: die Größe der Struma, die funktionelle Aktivität der Hirnanhangsdrüse (TSH) und der Schilddrüse u. a.

Die Wirkung des Radiojod ist neben der Dosis entscheidend von der Verweildauer der Strahlung im Zielorgan Schilddrüse abhängig. Diese von biologischen Einflüssen bestimmte „Verweildauer" läßt sich anhand der zitierten Messungen vor der Therapie hinreichend genau schätzen: Im Rahmen eines „Radiojodtests" mit einer kleinen Testdosis Jod-131 wurde nämlich das Speicherverhalten des Radiojod ermittelt. Wurde z. B. während des Tests re-

Das Strahlenschutzgesetz schreibt den Zeitpunkt der Entlassung aus dem stationären Aufenthalt nach Schlucken der radioaktiven Kapsel vor

Die noch im Körper verbliebene Radioaktivität bestimmt den Entlassungstermin

Die Wirkung des Radiojod hängt neben der Dosis entscheidend von der Verweildauer der Strahlung im Zielorgan Schilddrüse ab

lativ wenig Radiojod in die Schilddrüse eingelagert, oder verließ das gespeicherte Jod wieder rasch die Schilddrüse, musste die Jod-131- Dosis für die Therapie ausgleichend hoch berechnet werden, um die beabsichtigte Wirkung zu erzielen.

Individuelle Krankheitsschicksale

Es ist sinnlos, wenn sich ein Patient auf einer Therapiestation wundert, dass ein anderer Patient schon nach kürzerer Zeit als er selbst entlassen wird, obwohl seine eigene Therapiedosis niedriger lag. Außerdem ist bei allen Patienten die jeweilige Schilddrüsenerkrankung so unterschiedlich wie die Nase oder das Hobby der Betreffenden.

Die Radiojodtherapie führt auch bei Patienten mit Metastasen in Lunge und Skelett zum Behandlungserfolg

Nicht nur bei der Behandlung gutartiger Schilddrüsenkrankheiten, sondern erst recht auch bei der Heilung der häufigsten Art von Schilddrüsenkrebs (den differenzierten Karzinomen), hat die Radiojodtherapie ihren unschlagbaren Platz. Selbst Patienten mit Metastasen (Tochtergeschwülsten) in Lunge und Ske-

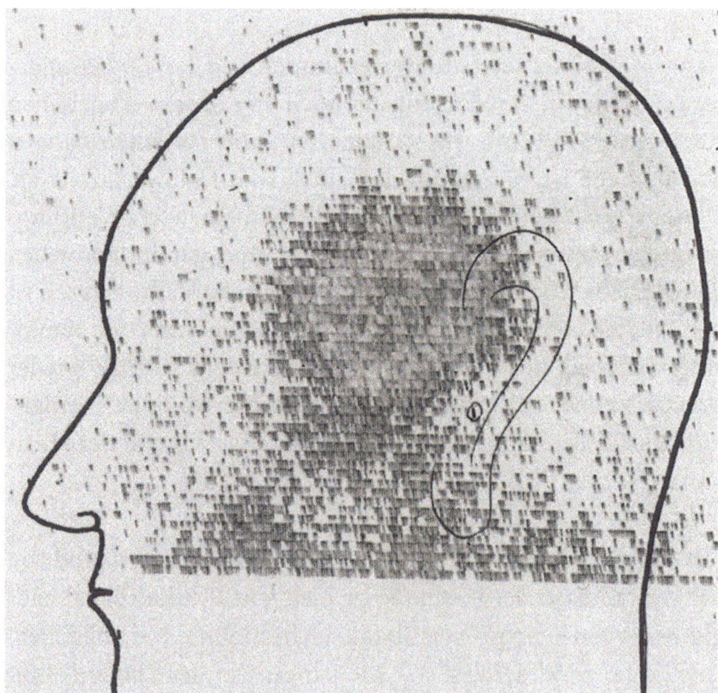

Abb. 5.3. Das einige Tage nach der Radiojodtherapie angefertigte Szintigramm bei einem Patienten mit Schilddrüsenkarzinom zeigt eine große Metastase im Bereich der linken Schläfe (s. Text)

lett werden in aller Regel dauerhaft geheilt, und zwar bei ungeschmälerter Lebensqualität.

Der Patient des hier abgebildeten Szintigramms (Abb. 5.3) hat einen bereits äußerlich festzustellenden Tumor an der linken Schläfe. Die starke Anreicherung von Jod-131 beweist unfehlbar, dass es sich um die Metastase (neben anderen in Lunge und Wirbelsäule) eines (differenzierten) Schilddrüsenkarzinoms handelt. Die mehrfache Radiojodtherapie brachte die Metastasen zum Verschwinden, dauerhaft (vgl. Kap. 151ff).

5.3.1
Nebenwirkungen der Radiojodtherapie

Bei vielen Patienten, aber auch Ärzten, trifft man die Auffassung an, die Radiojodtherapie sei besonders risikoreich. Diese Fehleinschätzung rührt wohl vor allem daher, dass diese Therapieform nur auf speziell dafür eingerichteten Stationen möglich ist, wo kein Besuch empfangen werden darf, und dass sie bei gutartigen Schilddrüsenerkrankungen erst jenseits des 35. bis 40. Lebensjahres erlaubt sei. Auch der Tschernobyl-GAU nagt am Vertrauen in die Ungefährlichkeit der Radiojodtherapie.

Viele Patienten halten die Radiojodtherapie für besonders risikoreich

Hierzu einige Anmerkungen:

Die USA, bekanntlich außerordentlich rigoros im (zivilen) Umweltschutz und der Kontrolle des Medizinbetriebs, kennen solch strenge Strahlenschutzgesetzgebung wie in Deutschland überhaupt nicht. Dort erhält ein Patient seine Therapiekapsel ambulant und geht dann, mit einigen schriftlichen Empfehlungen versehen, nach Hause zurück. Außerdem hat es dort die „Altersgrenze" nie gegeben, selbst Kinder werden mit Radiojod behandelt. Seit kurzem haben offizielle Fachgremien auch in Deutschland die Empfehlung der Altersgrenze fallen gelassen.

Viele Radiotherapeuten – auch der Autor gehört dazu – haben diese Altersgrenze schon viele Jahre vorher missachtet, lag dieser Grenze doch eine eher makabre (Vor)Sicht zugrunde: Aufgrund der Erfahrungen mit Hiroshima und Nagasaki bestand eine gewisse Furcht, dass nach Gabe hoher Radioaktivitätsdosen mit einer Latenz von Jahrzehnten bösartige Tumoren – statistisch allerdings von geringer Häufigkeit – die Folge sein könn-

Altersgrenze

ten. Würde man nur über 40 Jahre alte Patienten behandeln, kämen relativ wenige von ihnen in das Alter, in dem Spätfolgen zu erwarten wären, und von diesen wenigen würde es statistisch gesehen ja wiederum nur sehr, sehr wenige treffen. Aber immerhin: für diese zugegebenermaßen sehr seltenen „Fälle" wäre die Radiojodtherapie zu einer Art Zeitbombe geworden.

Schon viele Jahre steht es fest – und inzwischen dürfte auch der allerletzte Zweifel ausgeräumt sein -, dass die Radiojodtherapie absolut unschädlich ist. Seit 1944 wird sie durchgeführt, und gerade die durch die Folgen von Hiroshima und Nagasaki entzündeten Vorbehalte und Befürchtungen waren es, die gerade die Radiojodtherapie so scharf ins Visier nehmen ließen wie es vermutlich keinem einzigen Medikament widerfuhr.

Kontrollierte Studien an Zehntausenden von Patienten in den USA und in Schweden ergaben, dass mit der Radiojodtherapie weder ein „somatisches" noch ein „genetisches Risiko" verbunden ist (soma = Körper; Krebsrisiko).

Bei einer durchschnittlich dosierten Radiojodtherapie eines Morbus Basedow liegt die Strahlenbelastung der Gonaden (Keimdrüsen) mit etwa 1 bis 3 Rad in der Größenordnung von Röntgenuntersuchungen im Bereich des Magen-Darm-Trakts oder des Beckens. Das theoretische Risiko von genetischen Veränderungen liegt bei 0,01 bis 0,05 %, im Vergleich zu einem natürlichen Risiko von 5 bis 10 %.

Ein durch die Fachliteratur geisterndes „Hypothyreoserisiko" infolge einer Radiojodtherapie besteht dagegen tatsächlich, wird aber ganz bewusst einkalkuliert und sogar als sinnvoll in Kauf genommen. Es geht darum, dass nach Radiojodtherapie einer Hyperthyreose (Überfunktion) in einem gewissen Prozentsatz eine bleibende Hypothyreose (Unterfunktion) erzeugt wird. Dieser Prozentsatz ist abhängig von der Dosis bzw. dem Therapiekonzept: Die hohe Hypothyreoserate von 70 % in den USA ist erklärt sich folgendermaßen: Aufgrund der hohen Rezidivneigung der Hyperthyreose wird die Dosis absichtlich so hoch gewählt. Hierdurch wird sicherlich das Verschwinden der Hyperthyreose gewährleistet, dennoch muss gleichzeitig das Auftreten einer Hypothyreose in Kauf genommen wird. Begründung: Es ist besser, eine Unterfunktion problemlos mit

Schilddrüsenhormonen zu behandeln, als durch eine zu niedrig gewählte Radiojoddosis den Patienten immer wiederkehrenden Rezidiven auszusetzen und dabei dem Risiko der Herzschädigung und der Medikamentennebenwirkungen auszusetzen.

In Deutschland dosiert man etwas vorsichtiger, da das Wunschziel (eigentlich aber: Nebenziel) ja die Euthyreose (normale Schilddrüsenstoffwechsellage) ist. Eine deutlich niedrigere Unterfunktionsrate (Ergebnis des Autors: bei ca. 700 Patienten mit Überfunktion: 6,6 % Unterfunktion) bezahlt man daher mit einer höheren Rezidivrate der Überfunktion. Welches Konzept im Einzelfall favorisiert wird, sollte zwischen Patient und Radiotherapeuten vorab beredet werden.

Eine lokale Entzündung („Strahlenthyreoiditis") nach der Radiojodtherapie ist selten und harmlos.

> **Nennenswerte Nebenwirkungen der Radiojodtherapie sind nicht bekannt.**

5.4
Operation oder Radiojodtherapie?

In sehr vielen Fällen sind Radiojodtherapie und Operation gleichwertig. Nach objektiver Beratung durch den Hausarzt, Nuklearmediziner und/oder den Chirurgen kann der Patient in der Mehrzahl der Fälle die Wahl zwischen Radiojodtherapie und Operation treffen. Ein niedriges Lebensalter gilt nicht mehr als Kontraindikation gegen eine Radiojodtherapie, ebenso ist ein hohes Lebensalter keine Kontraindikation mehr gegen einen operativen Eingriff.

Nur in einem kleinen Teil der Fälle ergeben sich eindeutige Indikationen für oder gegen das eine oder andere Verfahren.

Eine absolute Kontraindikation zur Durchführung der Radiojodtherapie ist die Schwangerschaft.

Für eine Operation und gegen eine primäre Radiojodtherapie entscheidet man sich bei Karzinomverdacht. Hier besteht sogar eine absolute Kontraindikation gegen die Radiojodtherapie, weil ja unbedingt die Diagnose histologisch gesichert werden muß. Besteht ein Karzinom, muß es möglichst radikal wegoperiert werden, und dann erst folgt die Radiojodtherapie, die dann noch die mögliche Reste des Tumors beseitigt.

Operation bei Karzinomverdacht und sehr großem Kropf

Bevorzugt wird die Operation auch bei sehr großem Kropf und bei der Notwendigkeit, sehr rasch Abhilfe (z. B. Kompression der Luftröhre) schaffen zu müssen.

Gegen eine Operation zugunsten der Radiojodtherapie entscheidet man sich bei schlechtem Allgemeinzustand, kleiner oder fehlender Struma (bei Überfunktion) und bei Strumarezidiv nach Operation.

Die Radiojodtherapie ist zu bevorzugen bei Patienten mit erhöhtem Operationsrisiko, des weiteren bei Patienten mit „multifokaler Schilddrüsenautonomie" (vgl. Seite 107), da hierbei die erkrankten Schilddrüsenregionen gezielt und unter Schonung der gesunden Partien ausgeschaltet werden können.

Ob für oder gegen eines der beiden definitiven Therapieverfahren: die letzte Entscheidung fällt der Patient selbst. Dabei sind es trotz sachlicher, fachkundiger Beratung mitunter seine subjektive Strahlenangst oder Operationsangst, welche ihn zu seiner Entscheidung bewegt.

Allgemeines über Schilddrüsenkrankheiten

Zunächst sind ein paar allgemeine Bemerkungen angebracht. Schilddrüsenkrankheiten können einen Menschen stark verändern (vgl. Abb. 6.1–6.3). Um diese Aussage augenfällig zu machen, nahm der Zeichner ein weltberühmtes, jedermann bekanntes Gesicht, das von Marilyn Monroe, und veränderte es entsprechend den Krankheitseinflüssen: Marilyn mit euthyreoter Struma (endemischer Kropf), mit Schilddrüsenüberfunktion und -unterfunktion.

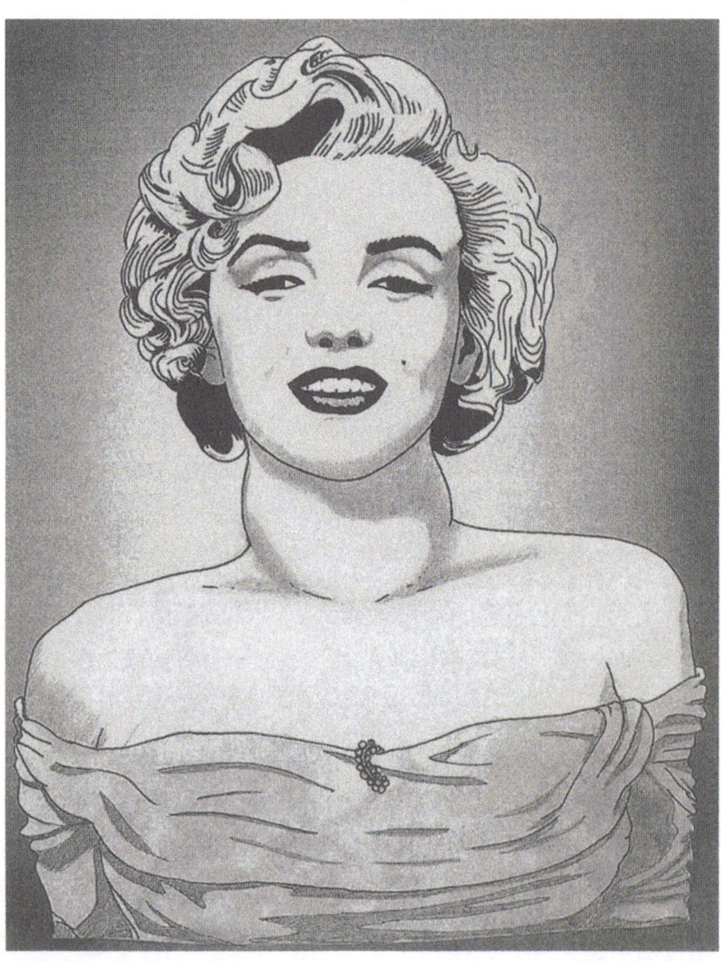

Abb. 6.1. Jedem von uns vertraut (und von den meisten verehrt): Marilyn! Doch irgendetwas scheint nicht mit ihr zu stimmen: Ein kleiner Kropf („euthyreote Struma diffusa") irritiert den Blick aufs weltbekannte Dekolleté. Doch Marilyn ist noch immer schön, es geht die gleiche Faszination von ihr aus

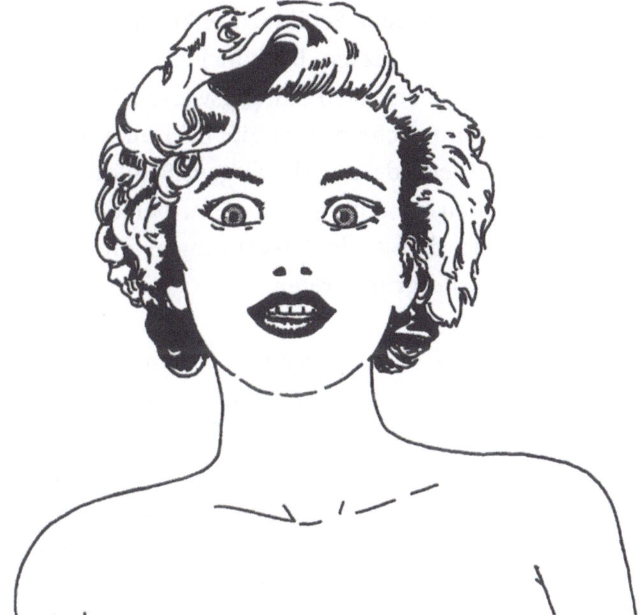

Abb. 6.2. Marilyn mit Morbus Basedow. Die Krankheit ist noch nicht weit fortgeschritten. Doch schon lassen sich erste Veränderungen erkennen: Etwas panikartig starren die dezent hervorgetretenen Augen, und die ungewollte Gewichtsabnahme hat den Kurvenstar ein wenig dünner werden lassen

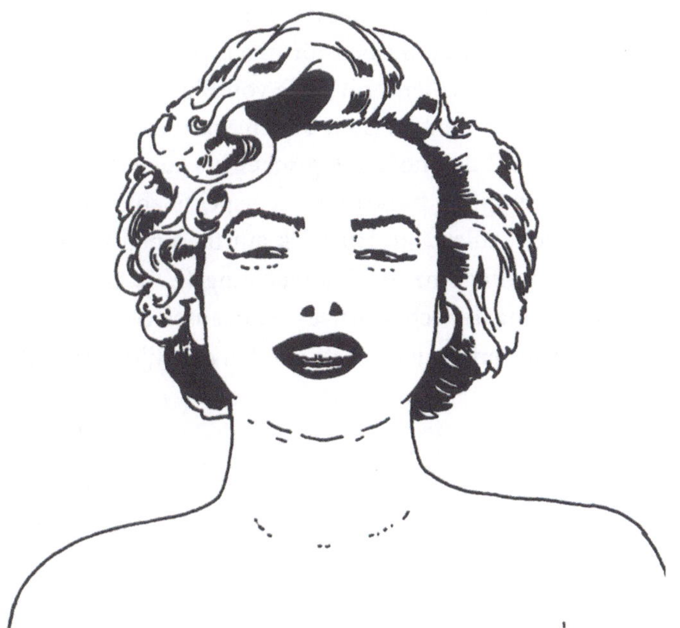

Abb. 6.3. Marilyn mit Schilddrüsenunterfunktion. Die Haare sind etwas stumpfer. Das Gesicht ist voller, etwas gedunsen. Die Figur beginnt „aus dem Leim zu gehen"

Es gibt über 50 verschiedene Schilddrüsenkrankheiten. Davon werden die Raritäten in diesem Buch nicht behandelt.

Man kann grob zwischen 2 Betrachtungsweisen der Schilddrüsenerkrankungen unterscheiden: Es gibt Erkrankungen, bei denen die krankhafte Veränderung des Organs Schilddrüse im Vordergrund zu stehen scheint und andere, bei denen die Funktionsstörung und damit die Auswirkungen im übrigen Organismus in den Vordergrund treten.

Der Kropf ist ein Symptom

Der Kropf (Struma) gilt als die am weitesten verbreitete Schilddrüsenkrankheit. Dabei ist ein Kropf an sich gar keine Krankheitsbezeichnung, sondern nur ein Symptom (wie beispielsweise Fieber). Ein Kropf zeigt nur an, dass etwas mit der Schilddrüse nicht stimmt. Erst zusätzliche Untersuchungen belegen, ob es sich um eine Schilddrüsenüber- oder -unterfunktion handelt, um einen Jodmangelkropf, eine Entzündung oder eine bösartige Geschwulst. Statistisch gesehen ist der Kropf mit normalen Schilddrüsenhormonwerten („euthyreote Struma") allerdings weit in der Überzahl.

Gestaltliche („morphologische") Veränderungen des Organs Schilddrüse lassen sich mit bildgebenden Methoden wie der Ultraschalluntersuchung oder der Szintigraphie erfassen.

Die Diagnostik der Funktionsstörungen, die sich im ganzen Körper auswirken, geschieht mit Hilfe von Blutabnahmen und einigen Tests. Da in den meisten Fällen von Schilddrüsenerkrankungen sowohl die morphologischen als auch die hiermit untrennbar verknüpften funktionellen Aspekte abklärungsbedürftig sind, nicht zuletzt im Hinblick auf therapeutische Entscheidungen, ist eine einzige Untersuchung (z. B. eine Ultraschalluntersuchung der Schilddrüse) kaum ausreichend; mit einer Blutabnahme verbundene Tests runden das Bild vernünftig ab.

Kropf (Struma)

Jegliche Vergrößerung der Schilddrüse wird – das sei noch einmal betont – als Kropf (lateinisch: Struma) bezeichnet, egal, welche Ursache dahinter steckt. Der Begriff bezeichnet also nur ein Symptom wie z. B. Fieber, Rückenschmerzen oder Anschwellung eines Beins. Eine Diagnose wird erst daraus, wenn die Ursache festgestellt wird (z. B. Fieber: Malaria; Rückenschmerzen: Bandscheibenvorfall; Anschwellung eines Beins: Thrombose). Die Ursache einer Struma kann vielfältig sein, sie kann bei fast allen Schilddrüsenerkrankungen auftreten. Am häufigsten wird sie durch einen Jodmangel verursacht (s. Kap. 7.2).

Zunächst einige Definitionen:

- Finden sich Knoten in der Struma, handelt es sich um eine Struma nodosa (lateinisch „nodus": Knoten).
- Ist die Struma frei von Knoten, handelt es sich um eine Struma diffusa.
- Haben mehr als 10 % der Bevölkerung in einer Region eine Struma haben, spricht man von einer endemischen Struma.
- Bei einer Schilddrüsenvergrößerung in einem Nichtendemiegebiet spricht man von einer sporadischen Struma.

7.1
Größe der Struma

Nach den Richtlinien der Weltgesundheitsorganisation (WHO) ist eine Schilddrüse normal groß, wenn ihr Volumen nicht größer ist als ein Daumenendglied des betreffenden Menschen.

Nach diesen Richtlinien ist folgende Größeneinteilung der Strumen üblich:

- Struma Grad 0: keine Struma
- Struma Grad I: tastbare Struma
- Struma Grad Ia: Bei normaler Kopfhaltung ist die Struma nicht sichtbar

- Struma Grad Ib: Bei voll zurückgebeugtem Hals wird die Struma sichtbar, oder: In einer normal großen Schilddrüse findet sich ein kleiner Knoten
- Struma Grad II: Struma bei normaler Kopfhaltung bereits sichtbar
- Struma Grad III: sehr große Struma mit Zeichen der Stauung und Kompression im Halsbereich

Diese Größeneinteilung beruht allerdings auf so außerordentlich subjektiven Untersuchungsmethoden wie Tasten und Hinschauen. Für frühere epidemiologische Untersuchungen mag die Einteilung ausreichend gewesen sein (Abb. 7.1).

Eine objektivere Größenzuordnung ist schon mit einem einfachen Zentimeterband möglich. Doch auch diese Messung des Halsumfangs ist ungenau, hängt sie doch beispielsweise davon ab, in welcher Höhe der oft unregelmäßig geformten Struma mit welcher Spannung des Zentimetermaßes gemessen wird.

Eine objektive Größenbestimmung ist nur mit apparativen Methoden möglich: der Szintigraphie (vgl. Kap. 4.7) und am besten mit der Ultraschalluntersuchung (Sonographie) (vgl. Kap. 4.5).

Bei der Ultraschalluntersuchung lassen sich der maximale Längs- und Querdurchmesser jedes Schilddrüsenlappens aus-

Eine objektive Größenbestimmung ist nur mit apparativen Methoden möglich

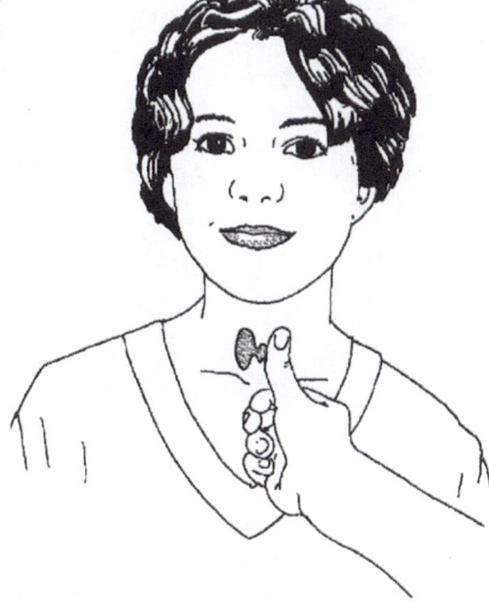

Abb. 7.1. Die Schilddrüse ist normal groß, wenn ihr Volumen nicht größer ist als die Daumenglieder des betreffenden Menschen

messen. Mit Hilfe einer simplen Formel ist daraus das Volumen der Schilddrüse zu berechnen. (Moderne Ultraschallgeräte enthalten ein entsprechendes Programm, so dass das Volumen am Rande des Ultraschallbildes mitausgegeben wird.) Wegen der Möglichkeit der genauen sonographischen Größenbestimmung der Schilddrüse sollte das alte Einteilungsschema der WHO – für epidemiologische Feldstudien entworfen – verlassen werden.

7.2
Endemischer Kropf

Die überwältigende Mehrzahl aller Kröpfe in Deutschland ist endemisch, d. h. sie kommen bei über 10 % der Bevölkerung vor. Nach einer bundesweit 1993/1994 durchgeführten Untersuchung besteht bei 21 % der Kinder bis zu 10 Jahren und bei 52 % der 11- bis 18-jährigen eine Schilddrüsenvergrößerung.

In einem verdienstvollen aktuellen sonographischen Schilddrüsen-Screening der so genannten „Papillon-Initiative"

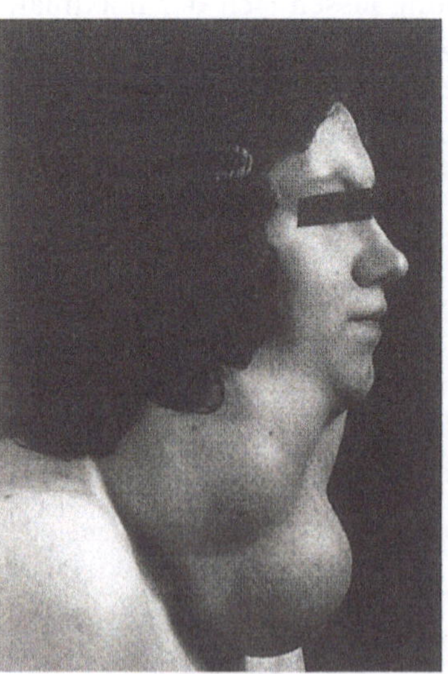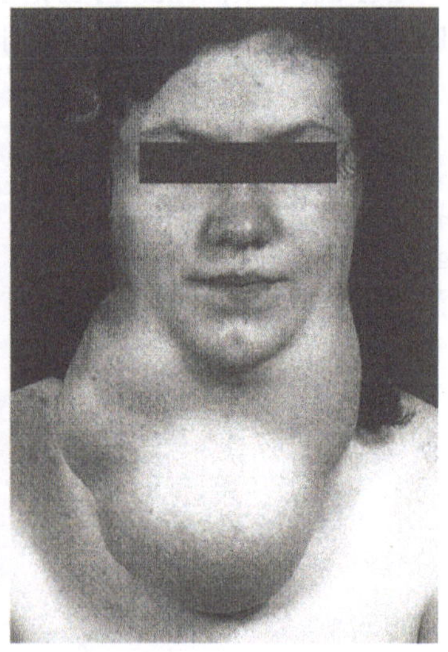

Abb. 7.2. Sehr große Knotenstruma bei einer jungen Frau, ein seltener Anblick heutzutage. Dieser Kropf konnte so gedeihen, weil er der Patientin – abgesehen vom kosmetischen Problem – keinerlei Beschwerden verursachte. In diesem Fall kommen Medikamente zu spät. Aber nach der Operation muss die Patientin Schilddrüsenhormone einnehmen, damit sich nicht einige Jahre später erneut ein Kropf (Rezidivstruma) bildet

Tabelle 7.1 Zufällig entdeckte morphologische Veränderungen der Schilddrüse

Befund	in % von 38567 Personen
Krankhafte Befunde	35,7 %
Davon vergrößerte Schilddrüse	18,4 %
Knoten	27,4 %
Vergrößerte Schilddrüse plus Knoten	10,1 %

wurden bis Anfang Februar 2002 insgesamt 38567 hinsichtlich der Schilddrüse bislang unauffällige Personen bei 109 Aktionen in deutschen Unternehmen und öffentlichen Einrichtungen untersucht. Die hohe Anzahl der entdeckten pathologischen „Zufallsbefunde" ist erstaunlich: Bei mehr als jedem dritten Untersuchten wurden morphologische Veränderungen der Schilddrüse (Struma und/oder Knoten) diagnostiziert, bei jedem vierten Untersuchten ein oder mehrere Knoten (Tabelle 7.1).

Als Ursache für den endemischen Kropf ist der Jodmangel schon lange bekannt. Wie wir erfahren haben (vgl. Seite 13ff), ist Jod der unverzichtbare Grundstoff für die Synthese der Schilddrüsenhormone. Wie hoch nun aber ist der Bedarf an Jod, damit die Schilddrüsenfabrik einen normalen Betrieb aufrechterhalten kann?

Die Weltgesundheitsorganisation (WHO) empfiehlt eine minimale tägliche Jodaufnahme von 150 µg für den Erwachsenen (Säuglinge 50 µg, Kleinkinder 100 µg). Die optimale Jodaufnahme jedoch, bei der eine ungestörte Funktion der Schilddrüse gewährleistet ist, wird zwischen 150 und 300 µg / Tag angegeben.

Die Bundesrepublik Deutschland, eines der reichsten Länder der Welt, gehört zu den jodärmsten Ländern Europas. Am Ende der letzten Eiszeit wurde von den abschmelzenden Gletschermassen das Jod aus dem Boden in die Meere ausgewaschen. Daher rührt es, dass bei uns nur 30–70 µg Jod (in Köln z. B. 55 µg) täglich mit der Nahrung aufgenommen werden. Die Folge: Mehr als 25 % aller Bundesbürger haben einen Kropf. Neueste Untersuchungen haben ergeben, dass der weitverbreitete Eindruck, es gebe ein Nord-Süd-Gefälle der sog. Strumaprävalenz, nicht stimmt. Im Süden sind die Kröpfe lediglich größer und fallen daher mehr auf.

7.2.1
Wie erzeugt Jodmangel einen Kropf?

Bis in die heutige Zeit galt folgende Theorie der Strumaentstehung: Bei Jodmangel ist die Schilddrüsenhormonproduktion vermindert. Entsprechend der Funktion des Regelkreises wird daraufhin aus der Hirnanhangsdrüse vermehrt TSH freigesetzt, das nicht nur die Schilddrüsenhormonproduktion aktiviert, sondern auch zu einem Strumawachstum führt.

Auch bei normalen „Blutwerten" kann ein behandlungsbedürftiger Kropf bestehen

Dabei zeigt sich übrigens, dass das Strumawachstum schon beginnt, wenn das TSH basal und auch nach TRH-Stimulation (vgl. Seite 34) sowie der Schilddrüsenhormonspiegel noch normal sind. Daraus folgt, dass man sich bei einer Schilddrüsenuntersuchung nicht – wie oft geschieht – mit einer Blutuntersuchung allein begnügen darf. Die „Blutwerte" können normal sein, und dennoch kann ein Kropf bestehen, der behandlungsbedürftig ist.

Das Strumawachstum ist nicht nur TSH-abhängig, sondern zusätzlich und sogar stärker abhängig vom Jodgehalt in der Schilddrüse selbst (der sich in der Routinediagnostik nicht messen lässt).

Ist die tägliche Jodaufnahme geringer als der Verlust durch die Jodausscheidung, kommt es allmählich zur Jodverarmung der Schilddrüse und in der Folge zu einer Größenzunahme des Organs. Diese Jodmangelstruma wird jedoch – dies sei noch einmal betont – nicht, wie Jahrzehnte angenommen, durch TSH-Wirkung allein hervorgerufen.

Durch neueste Forschungsergebnisse ergibt sich im Folgenden ein anderes Bild.

7.2.2
Hypertrophie und Hyperplasie

Bei einem mässiggradigen Jodmangel in der Schilddrüse (>150 mg/g Gewebe) reagiert die Schilddrüse nur mit einer Volumenvermehrung der Schilddrüsenzellen (Thyreozyten). Es entsteht eine Zellhypertrophie. Hypertrophie bedeutet lediglich eine Funktionssteigerung.

Die Hypertrophie ist überwiegend TSH-abhängig und schnell durch TSH-Suppression (mit Hilfe von Schilddrüsenhormonen) rückbildbar, d. h., dass innerhalb von Wochen die Schilddrüsengröße auf 30–40 % des Ausgangsvolumens reduzierbar ist. (Abnahme des Volumens der Thyreozyten, des Kolloidgehalts der Follikel und der Durchblutung).

Bei einem zunehmend geringeren Jodgehalt in der Schilddrüse (<150 mg/g Gewebe) reagiert die Schilddrüse mit einer Vermehrung der Schilddrüsenzellen (numerische Zellproliferation). Es entsteht eine Hyperplasie. Dies ist das echte Wachstum. Daran sind lokale „Wachstumsfaktoren" (Zytokine) beteiligt. Diese stimulierenden und hemmenden Wachstumsfaktoren sind normalerweise in einem Gleichgewicht der Kräfte vorhanden. Sinkt der Jodgehalt in der Schilddrüse, überwiegen die wachstums-stimulierenden Einflüsse (Abb. 7.3).

> Bei zu geringem Jodgehalt in der Schilddrüse werden durch Einfluss lokaler Wachstumsfaktoren vermehrt Schilddrüsenzellen gebildet

Die Anhebung des Jodgehalts der Schilddrüse ist nach derzeitiger Auffassung der sinnvollste Ansatz, die Hyperplasie der Schilddrüse als wesentlichsten Teil der Strumaentstehung zu reduzieren. Gleichzeitig wird die Gabe von Schilddrüsenhor-

> Durch Anhebung des Jodgehalts der Schilddrüse kann die Hyperplasie der Schilddrüse reduziert werden

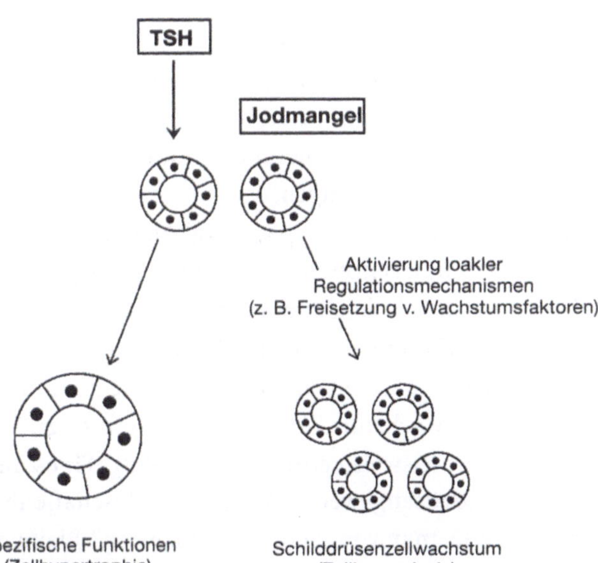

Abb. 7.3. Derzeitige Modellvorstellung über das Kropfwachstum und die therapeutischen Ansätze. (Nach Hörmann 1991)

monen beibehalten, um auch das TSH-abhängige Wachstum zu bremsen. Therapeutisch werden daher zunehmend Kombinationspräparate aus Levothyroxin plus Jod bei der endemischen Struma eingesetzt.

7.2.3
Wie entstehen Knoten in einem Kropf?

Durch unterschiedlich starke Reaktionen jeder einzelnen Zelle auf Wachstumsanreize entstehen Knoten

Die Wachstumsimpulse treffen jedoch keineswegs auf eine völlig gleichartige Masse von Befehlsempfängern in der Schilddrüse. Jede Zelle in einem Follikel ist ein Individuum und reagiert individuell auf die Wachstumsreize mit einer Größenzunahme oder einer Vermehrung. Daher kommt es, dass in länger bestehenden Kröpfen in umschriebenen Bezirken unterschiedliche Zellansammlungen entstehen, die sich als Knoten bemerkbar machen.

Die krankhafte Schilddrüsenautonomie ist eine Fehlanpassung an den Jodmangel

Andere Zellen wiederum, die um sich herum die jodmangelbedingte versiegende Hormonproduktion erleben, versuchen, das Versagen der „Arbeitskollegen" wieder wettzumachen, indem sie sich allen Steuerungsversuchen entziehen und doppelt und dreifach arbeiten. Es sind die autonomen Zellen, die dem Schilddrüsen-Hypophysen-Regelkreis nicht mehr gehorchen. Vermehren sie sich, kann es ebenfalls zu Knotenbildung kommen: autonome Adenome. Die krankhafte Schilddrüsenautonomie ist also eine Fehlanpassung an den Jodmangel. Welche mitunter lebensbedrohenden Eigenschaften diese autonomen Zellen haben können, werden wir später (vgl. Seite 72) sehen.

Stellen Sie sich vor, irgendjemand versucht auf irgendeine Art, Ihr Haus, in dem Sie leben, aufzublähen. Kein Wunder, wenn dann in einem Zimmer eine Wand mitsamt der Installation einreißt: Das Zimmer steht unter Wasser. Nichts anderes passiert beim Strumawachstum. Auch hierbei kann es zu Einrissen kommen, beispielsweise eines kleinen Blutgefäßes. Blut tritt aus ins Schilddrüsengewebe. Wegen der Beschaffenheit von älterem Blut redet man von „Schokoladenzysten". Bleibt die Zyste längere Zeit bestehen, resorbiert sich das Blut allmählich, und der Zysteninhalt wird zu einer bernsteinfarbenen Flüssigkeit. Sie selbst können nicht ertasten, ob es sich bei dem Sie beunruhigenden Knoten um eine solche Zyste oder irgendeinen anderen Knoten handelt. (Korrekterweise sollte man von einer Schilddrüsen-Pseudozyste sprechen, denn echte Zysten sind von einer Kapsel umgeben.)

Eine weitere Form von Knoten, die in einer Struma auftreten können, sind Krebsknoten.   Krebsknoten

Nur in etwa 3–5 % aller Schilddrüsenknoten steckt ein Karzinom dahinter. Aber deshalb wird gerade die Diagnostik von Knoten ernstgenommen und mit Sonographie, meist auch Szintigraphie und evtl. einer Feinnadelpunktion vorangetrieben.

7.2.4
Diagnostik

Der Patient gibt oft keinerlei lokale Beschwerden (am Hals) an. Erst ab einer gewissen Größenzunahme der Struma, evtl. mit einem nicht sichtbaren Wachstum hinter das Brustbein verbunden, kann eine Kompression der unmittelbaren Strumaumgebung zu Luftnot, Heiserkeit, Schluckbeschwerden, Kloßgefühl, Enge- und Würgegefühl führen (Abb. 7.4).   Anamnese

Uncharakteristische Allgemeinbeschwerden werden vom Patienten oft nicht auf die Schilddrüse bezogen.

Außer einem Kropf finden sich keine krankhaften Veränderungen.   Klinik

T_3 und T_4: im Normbereich. TSH basal/TRH-Test: im Normbereich   Laborwerte

Ultraschall: objektiviert Größe (Volumen) und Beschaffenheit des Kropfes. Die Ultraschalluntersuchung ist obligat.   Bildgebende Verfahren

Szintigraphie: Insbesondere bei knotigen Veränderungen wichtig. Bei der „Struma diffusa" des Jugendlichen ist die Szintigraphie überflüssig.

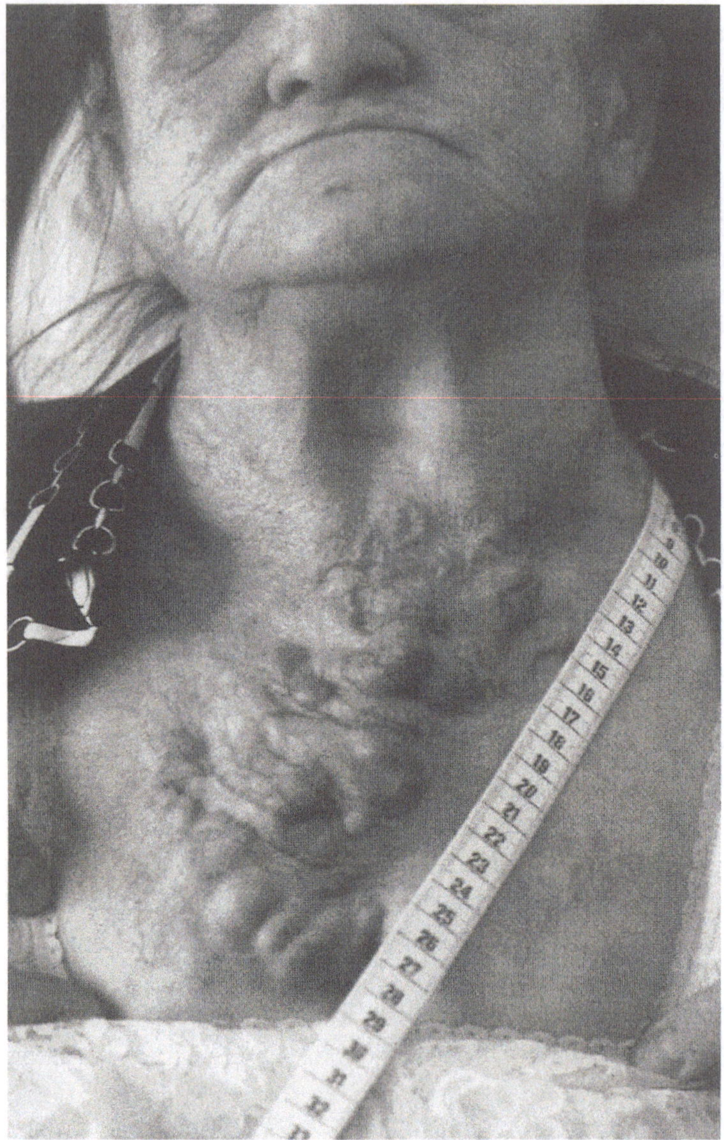

Abb. 7.4. „Obere Einflussstauung" mit „Umgehungskreislauf" bei einer Patientin mit nach innen („retrosternal") wachsender Struma. Ein seltenes Bild

7.2.5
Therapie

- Medikamentöse Therapie (vgl. Kapitel 5.1)
- mit Jodid: nur bei Jugendlichen und bei Schwangeren
- mit Kombinationspräparaten (Levothyroxin plus Jod)

Ab dem 40. Lebensjahr ist man mit der Verordnung von Jod etwas vorsichtig, weil ab diesem Lebensalter die Schilddrüsenautonomie zunimmt (s. unten).

- Operation oder Radiojodtherapie: bei großen Strumen mit mechanischer Einengung (vgl. Seite n).

Ab dem 40. Lebensjahr· nimmt die Schilddrüsenautonomie zu, und man ist mit der Verordnung von Jod vorsichtig

Schilddrüsenüberfunktion (Hyperthyreose)

Die Hyperthyreose ist durch eine erhöhte Schilddrüsenhormonwirkung definiert. Der Energiehaushalt des Körpers ist so überdreht, als drücke ein wahnsinniger Beifahrer das Gaspedal durch und zwinge den unglücklichen Fahrer des betreffenden Autos dazu, mit einem überhöhten Tempo von 200 Stundenkilometern über die Straßen zu rasen. Das kann nicht lange gut gehen, und es besteht die Gefahr, dass die Irrsinnsfahrt tödlich endet.

8.1
Beschwerden bei Hyperthyreose

Um bei unserem Beispiel zu bleiben: Die Beschwerden sind abhängig vom Tempo der Wahnsinnsfahrt, wobei die Tachoanzeige (analog: die T_3- und T_4-Konzentration im Blut) nicht unbedingt mit dem Befinden des Fahrers zu korrelieren braucht. Dessen Befinden richtet sich beispielsweise auch nach seinem individuellen Nervenkostüm und dem Umstand, ob er sonst kerngesund ist. Deswegen ist es auch unsinnig, bei der Diagnose nur auf den Tacho (Schilddrüsenhormonwerte) zu starren und auf den Eindruck vom Fahrer (Patienten) zu verzichten. Wieder zur Schilddrüse: die mangelnde Korrelation zwischen Hormonwerten im Blut und dem Befinden des Patienten rührt daher, dass die T_3- und T_4-Konzentration im Blut nicht exakt die – biologisch entscheidende – Konzentration im Gewebe widerzuspiegeln braucht.

Typische Beschwerden eines Patienten mit Hyperthyreose sind:
- motorisch-psychische Unruhe: feinschlägiges Zittern der Hände, innere Unruhe, gesteigerte Nervosität, Schlaflosigkeit
- Herzrasen („Tachykardie") und Herzrhythmusstörungen
- Gewichtsverlust trotz Heißhungers
- warme, feuchte Haut am ganzen Körper (und weiches, dünnes Haar)
- Wärmeunverträglichkeit: Schweißausbrüche, Schwitzen
- Stuhlhäufigkeit gesteigert (Durchfälle)
- Muskelschwäche (Oberschenkel), Kraftlosigkeit
- Blutdruck erhöht

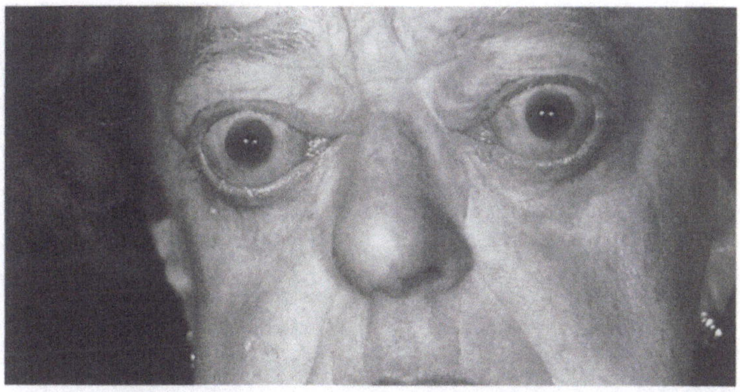

Abb. 8.1.   Patientin mit Schilddrüsenüberfunktion (Hyperthyreose). Die Augenveränderungen sind Ausdruck einer Basedow-Erkrankung: Oberlidschwellung, vorstehende Augäpfel, starrer Blick, Hornhaut auch oberhalb der Iris erkennbar, Tränenträufeln

Beim Morbus Basedow können Augensymptome („Endokrine Orbitopathie") sowie umschriebene Hautveränderungen an den Schienbeinen („prätibiales Myxödem") bestehen (Abb. 8.1).

Eine Besonderheit findet sich bei alten Menschen (> 60 Jahre): Oft ist eine rapide Gewichtsabnahme das einzige Symptom einer schweren Hyperthyreose (Näheres siehe bei „Altershyperthyreose", Seite 160).

Leichtere Grade einer Schilddrüsenüberfunktion lassen sich vom Laien meist schwer von einer „vegetativen Dystonie" unterscheiden. Einige Hinweise: Der Patient mit rein vegetativen Beschwerden hat kalte Hände, klagt meist über Stuhlverstopfung und neigt zur bisweilen exaltierten Ausschmückung seiner Symptome. Demgegenüber hat der hyperthyreote Patient warme Hände, leidet eher unter Durchfällen und neigt dazu, seine Krankheitssymptome herunterzuspielen und zu verbergen (Abb. 8.2).

Die Ursache der hyperthyreoten Stoffwechselentgleisung ist unbekannt. Im wesentlichen unterscheidet man 2 Formen der Hyperthyreose:

- die nicht immunogene Hyperthyreose (Hyperthyreose bei Schilddrüsenautonomie) und
- die immunogene Hyperthyreose (Typ Morbus Basedow).

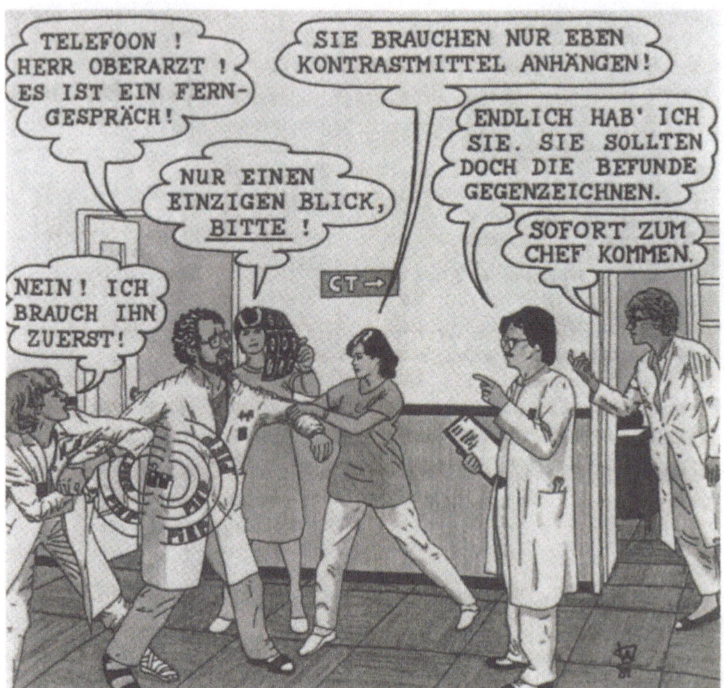

Abb. 8.2. Der Stress im Alltagsleben schafft gesteigerte Nervosität, offensichtlich und gut nachvollziehbar. – Die Nervosität und „innere Unruhe" bei Schildrüsenüberfunktion dagegen ist den Patienten völlig unerklärlich, und sie versuchen zunächst, dagegen anzugehen

8.2
Schilddrüsenautonomie

Unter autonomer Schilddrüsenfunktion versteht man eine teilweise oder vollständige Unabhängigkeit der Schilddrüsenhormonproduktion von der Regulation durch das System Hypothalamus – Hypophyse – Schilddrüse (Regelkreis), also eine Produktion ohne Beziehung zum Hormonbedarf des Körpers.

Die Schilddrüsenautonomie kommt in Gebieten mit endemischem Jodmangel häufiger vor als in Gebieten mit ausreichender Jodversorgung. Man nimmt an, dass die Autonomie eine Fehlanpassung an den Jodmangel ist. Der eigentliche zelluläre Entstehungsmechanismus der Autonomie ist allerdings unbekannt.

Nach der Verteilung des autonomen Gewebes in der Schilddrüse unterscheidet man 3 Formen (teilweise mit fließendem Übergang bzw. kombiniert):

- unifokale Autonomie

- multifokale Autonomie
- disseminierte Autonomie

Unter unifokaler Autonomie (fokal = herdförmig) versteht man einen einzelnen autonomen Knoten (frühere Bezeichnung: „autonomes Adenom"). Bei der multifokalen Autonomie finden sich mehrere autonome Areale in der Schilddrüse, und bei der disseminierten Form ist das autonome Gewebe in der ganzen Schilddrüse fein verteilt. Diese Form ist szintigraphisch nicht von der immunogenen Hyperthyreose zu unterscheiden.

Wegen der großen Häufigkeit der funktionellen Schilddrüsenautonomie – vor allen jenseits des 40. Lebensjahres – ist eine ausführlichere Darstellung erforderlich.

Dazu dienen die beiden wichtigen Abb. 8.3 und 8.4. Wichtig sind sie, weil nur ihr Verständnis Ihnen als betroffenem Patienten manches klarmachen kann, beispielsweise, weshalb Sie evtl. mit einer Therapie nicht zögern sollten oder im Gegenteil gut abwarten können, warum Kontrolluntersuchungen notwendig sind und welche konkreten Konsequenzen der bei Ihnen durchgeführte Suppressionstest (vgl. Seite 59)für Sie hat. Sie als Leser/in bzw. Patient/in werden im Folgenden also keineswegs in Expertenspitzfindigkeiten hineingezogen. (Vielleicht blättern Sie zunächst noch einmal auf Seite 13 zurück, wo Sie sich den normalen histologischen Aufbau der Schilddrüse zu Gemüte führen können.)

Abbildungen 8.3 und 8.4 zeigen histologische Schnitte durch einen Knotenkropf, der mit einem radioaktiven Jodisotop (schwarze Pünktchen) vorbehandelt wurde.

Abbildung 8.3 („Autoradiographie") zeigt nicht nur eine außerordentlich unterschiedliche Größe der Follikel (die zahlreichen Kreise im Bild) und auch eine unterschiedliche Dicke der Follikelepithelien (= Thyreozyten; das sind die an ihren Kernen erkenntlichen randbildenden Strukturen der Follikel.). Sondern es fällt eine stark unterschiedliche Ansammlung des Jod (schwarze Pünktchen) im Innern der Follikel (dem Thyreoglobulin entsprechend) auf. Da die Jodansammlung aber die Synthese der Schilddrüsenhormone widerspiegelt, erhellt aus diesem Bild, dass die funktionelle Aktivität der Follikel stark unterschiedlich ist. Es besteht eine erhebliche „funktionelle Heterogenität" zwischen den Follikeln.

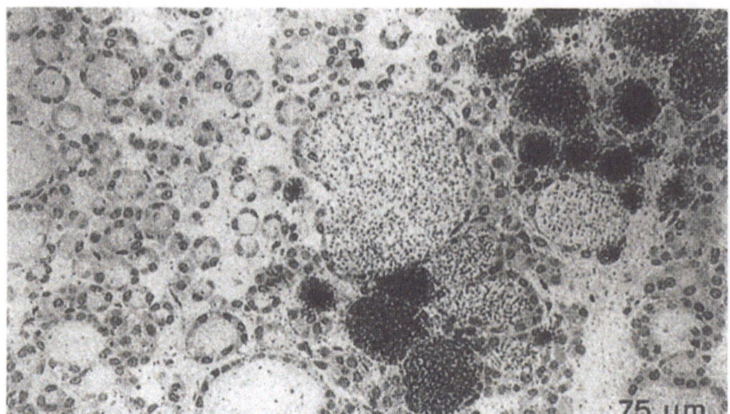

Abb. 8.3. Autoradiographie einer Knotenstruma. Die regional unterschiedliche Schwärzung belegt eine unterschiedliche Funktion der Schilddrüsenfollikel. (Näheres s. Text)

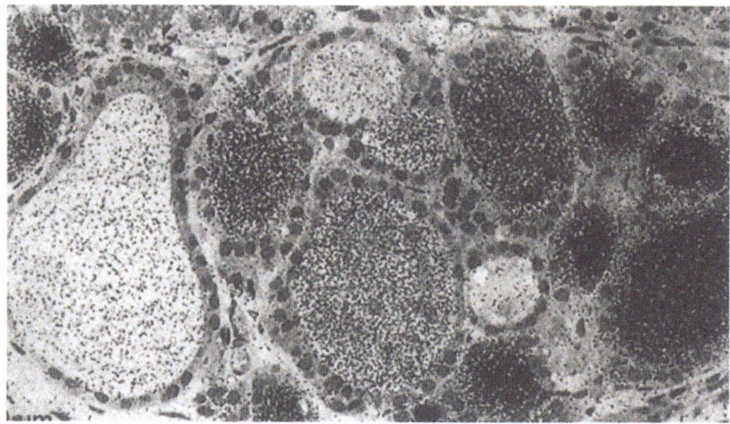

Abb. 8.4. Autoradiographie eines heißen Knotens. Im Gewebeschnitt überwiegen Follikel mit hoher autonomer Jodaufnahme (Schwärzung). Es finden sich daneben aber auch Follikel mit mittlerer oder nur geringer Aktivität (Näheres s. Text)

Abbildung 8.4 zeigt eine Autoradiographie von einem „heißen Knoten" (nach Unterdrückung der TSH-Ausschüttung aus der Hypophyse durch hohe Thyroxin-Gabe). Was sieht man?

Im Vergleich zum oberen Bild überwiegen im Gewebe aus dem heißen Knoten Follikel mit hoher Jodaufnahme. Offenbar haben sich diese „schwarzen Schafe" (so könnte man sie nennen) überhaupt nicht an den Befehl „von oben" (durch T4 gedrosselte TSH-Ausschüttung aus der Hypophyse) gehalten. Der Befehl lautete ja unmissverständlich: „Keine Jodaufnahme!" Die in dem Bild dokumentierte Befehlsverweigerung (Unabhängigkeit vom Regelkreis) nennt man „Autonomie". Das Bild zeigt aber noch mehr: In diesem unter die Lupe (besser: unters Mikroskop) genommenem Nest gefährlicher Befehlsverweigerer gibt es ganz schwarze Schafe, weniger schwarze (= aktiv, gefährlich, autonom) und nur ein bisschen schwarze. Also kein „Alles-oder-Nichts", keine Schwarz-Weiß-Malerei; wichtig ist die Beachtung der Graustufen. Und dann stellt man fest, dass in unmittelbarer Nachbarschaft zu grauen und ganz schwarzen sogar einige (normale) weiße Schafe auf der Weide existieren.

Forschungsergebnisse aus den letzten Jahren zeigen noch komplexere Verhältnisse: Nicht nur die einzelnen Follikel verhalten sich funktionell unterschiedlich, ebenfalls einzelne Zellgruppen innerhalb desselben Follikels. Ein Follikel besteht demnach nicht aus völlig gleichwertigen Zellen (Thyreozyten), sondern die Follikel sind „polyklonal". Diese Eigenschaft wurde außer für die Funktion auch für die Wachstumspotenz nachgewiesen. Bei der Vermehrung der Follikel – und nichts anderes ist das Strumawachstum – entstehen aus diesen polyklonalen Mutterfollikeln polyklonale Tochterfollikel. Wenn unter den neugebildeten Follikeln diejenigen mit hoher funktioneller Aktivität allmählich überwiegen, entsteht eine Schilddrüsenüberfunktion.

Es gibt gleichzeitig aber auch eine Autonomie des Zellwachstums, und die ist von der Autonomie der Funktion völlig getrennt. Das kann bedeuten: Ein großer Knoten kann wenig funktionell aktiv sein, ein kleinerer um so mehr. Oder: eine Radiojodtherapie kann die Hyperthyreose beseitigen, ohne dass dadurch notwendigerweise auch das Knotenwachstum in allen Fällen gestoppt wird.

Autonome Areale kommen in jeder normalen Schilddrüse vor (physiologische, basale Autonomie). Auch eine Gesellschaft kann einige wenige, verstreute Terroristen und Radikale gut verkraften. Die Situation wird erst kritisch, wenn diese unkontrollierten Elemente so zahlreich werden, dass der Gesamtorganismus ihre Aktivität nicht mehr kompensieren kann.

Die funktionelle Schilddrüsenautonomie (als basale Autonomie) hat also für sich genommen zunächst noch keinen Krankheitswert. Als graduelles Phänomen ist Autonomie kein qualitatives, sondern ein quantitatives Problem

Durch Anwachsen des autonomen Gewebsanteils wird schließlich eine „kritische Masse" an autonomem Schilddrüsengewebe erreicht

Durch Anwachsen des autonomen Gewebeanteils wird schließlich ein Stadium erreicht, in dem die ungezügelte Mehrproduktion von Schilddrüsenhormon nicht mehr von der normal funktionierenden, dem Regelkreis gehorchenden restlichen Schilddrüse durch verminderte Produktion ausgeglichen werden kann. Ab diesem Stadium ist eine „kritische Masse" an autonomem Schilddrüsengewebe erreicht. Die Patienten haben durchaus noch normale T3- und T4-Werte im Blut und noch keine Beschwerden. Sie sind also labormäßig und klinisch euthyreot, scheinbar fast kerngesund. Jetzt fehlt aber nur noch der Funke zum Pulverfass, um die Stoffwechselkatastrophe auszulösen.

Autonomie ist Fehlanpassung an den Jodmangel

Dieser auslösende Funke ist ausgerechnet: Jod, das Element, dessen Mangel wir so lang und breit bei der Besprechung der Jodmangelstruma (endemischer Kropf) beklagt haben und das ja geradezu in ursächlichem Zusammenhang mit der Autonomie steht, aber mit umgekehrtem Vorzeichen: Autonomie als Fehlanpassung an den Jodmangel.

Nehmen wir den Fall an, der Patient mit dieser (noch unbemerkten) Störung der Schilddrüsenfunktion nimmt nun jodhaltige Augentropfen, wegen einer Grippe jodhaltigen Hustensaft, oder er wird mit jodhaltigem Röntgenkontrastmittel untersucht. Was passiert? Die autonomen Follikel, jetzt zahlreich genug, um die Revolution zu gewinnen, funktionell überdreht, bekommen nun in Massen Jod, den unentbehrlichen Rohstoff für die Schilddrüsenhormonsynthese, geliefert, und nun läuft die Synthese heiß. Es werden Schilddrüsenhormone produziert, was das Zeug hält, ohne Vor- und Rücksicht. Diese Jodgabe wirkt dann so, als schütte man einer terroristischen Vereinigung, die zu allem entschlossen, aber noch kärglich bewaffnet auf ihren Einsatz wartet, sozusagen Lastwagenweise Maschinenpistolen und Granaten vor die Haustür.

Fakultative Hyperthyreose

Diese Situation, in der der Patient noch klinisch (von seinem Befinden her) und labormäßig euthyreot ist, eine erhöhte Zufuhr von Jod aber zum Ausbrechen einer schweren Hyperthyreose führt, nennt man fakultative Hyperthyreose („fakultativ": unter den bestehenden Bedingungen ist es stets „möglich", dass eine manifeste Schilddrüsenüberfunktion losbricht. Der Begriff ist nicht allgemein akzeptiert bzw. üblich.)

Die Menge der autonom produzierten Schilddrüsenhormone ist somit von zwei Faktoren abhängig: der Masse des autonomen Schilddrüsengewebes sowie der Höhe der Jodzufuhr.

 **Ist der autonome Gewebeanteil relativ groß, wird eine relativ geringe Jodzufuhr eine Hyperthyreose auslösen können. Ist das autonome Gewebsareal so klein, dass die „kritische Masse" nicht erreicht wird, wird eine hohe Jodzufuhr keine Hyperthyreose induzieren können.**

In Jodmangelgebieten wie Deutschland kann der autonome Schilddrüsenanteil relativ groß werden, ohne dass eine Überfunktion entsteht. Eine dann erhöhte Jodzufuhr löst dann allerdings ziemlich zuverlässig eine Überfunktion aus.

8.2.1
Wann wird die Autonomie gefährlich?

Der verantwortliche Arzt möchte seinen Patienten natürlich vor dem Ausbruch der Hyperthyreose bewahren. Aber wann ist der Grad der Autonomie so hoch, dass die Situation brenzlig werden könnte? Der Patient selbst spürt ja möglicherweise, abgesehen von einer ihn möglicherweise nicht einmal störenden Knotenstruma und vieldeutigen uncharakteristischen Herzbeschwerden, keinerlei Signale. Auch die Blutabnahmen brauchen keine krankhaften Werte zu zeigen.

Da es um ein funktionelles Problem geht, muss ein funktioneller Test her. Die Ultraschalluntersuchung ist hierzu ungeeignet. Sie zeigt zwar im Bereich der Autonomie eine (unspezifische) gewisse Schallarmut. Zur Aktivität der funktionellen Störung macht sie aber keine Aussage.

Die Lösung bringt ein nuklearmedizinisches Verfahren, das wir bereits kennen lernten: der „Suppressionstest". (Durchführung vgl. Seite 59).

Mit dem Suppressionstest prüft man die Regulationsfähigkeit des Regelkreises, sowohl bildlich (Szintigramm) als auch quantitativ (Messung des TcTU) (Beispiel vgl. Abb 8.5).

Schilddrüsenautonomie wird mit dem Suppressionstest festgestellt

Beispiel

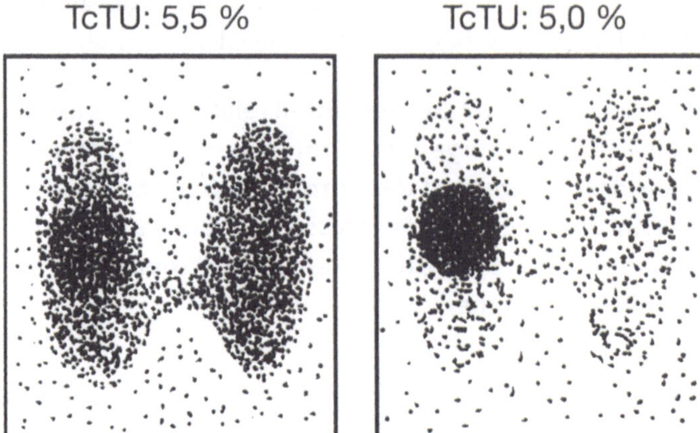

Abb. 8.5. Suppressionstest (Schema). Näheres s. Text

Das linksseitige Szintigramm (Schema) zeigt eine vergrößerte Schilddrüse mit einem dunkleren (heißen) Bezirk im rechten Schilddrüsenlappen. Der prozentuale Aufnahme des Technetium-99 m („TcTU") beträgt 5,5 %.

Das rechtsseitige Szintigramm (Schema) wurde als Suppressionsszintigramm aufgenommen. Nach Gabe von Thyroxin zeigt sich nur noch der heiße Knoten. Was ist passiert? Durch Thyroxineinfluss wurde die TSH-Ausschüttung aus der Hirnanhangsdrüse blockiert, und damit wurde die Technetium-Aufnahme des gesunden (dem Regelkreis gehorchenden) Gewebes entsprechend ebenfalls blockiert. Nur noch der heiße Knoten stellt sich dar, und damit ist er ganz klar demaskiert als autonomes Gewebe. Doch wie gefährlich ist die Autonomie?

Die Größe des Knotens gibt über die Gefährlichkeit der Autonomie keine sichere Auskunft

Die Größe des Knotens, so haben wir ja erfahren, gibt darüber nicht unbedingt Auskunft. Schauen wir uns den TcTU unter Suppressionsbedingungen an: Er beträgt – unter identischen Messbedingungen wie der zuvor bestimmte Wert ermittelt – jetzt 5,0 %. Das Verhältnis beider Messwerte zueinander ist wichtig: Den Ausgangswert von 5,5 % setzen wir gleich 100 %. Die gemessenen 5,0 % im Suppressionstest sind dann also 90,9 % des Ausgangswerts. Das bedeutet, dass sich nur 9.1 % des primären TcTU (und damit des gesamten Schilddrüsengewebes) dem Regelkreis unterwarfen, indem sie kein Technetium-99 m aufnahmen. 90,9 % aber gehorchten dem Regelkreis nicht, und diese autonomen Bezirke sind in dem Knoten konzentriert. Diese Situation ist sehr gefährlich. Jodzufuhr in gar nicht mal so hoher Dosis wird eine Hyperthyreose auslösen.

In eigenen Untersuchungen (früher noch überwiegend mit Jodisotopen) konnte der Autor nachweisen, dass diese „fakultative Hyperthyreose" dann besteht, wenn sich im Suppressionstest weniger als 15 % des Ausgangswerts supprimieren lassen. Mit anderen Worten ausgedrückt: Wenn weniger als 15 % regelbares (gesundes) Schilddrüsengewebe übriggeblieben ist – der Rest ist autonom – dann ist der (noch euthyreote) Patient gefährdet, durch den „Funken" Jod das Pulverfass (funktionelle Schilddrüsenautonomie) zum Explodieren (Auslösung der Hyperthyreose) zu bringen.

Bei einem Anteil von weniger als 15 % gesunden Schilddrüsengewebes ist der Patient gefährdet

Selbstverständlich ist ein solcher Grenzwert – wie alle Grenzwerte – nicht starr zu verstehen. Damit ist nur eine relativ exakte Größenordnung angegeben, ab der es sicher heikel wird. Im Einzelfall sind komplexe Randbedingungen mit zu berücksichtigen, wie schon früher betont.

Zusammengefasst stellt sich die zunehmende Entwicklung der Schilddrüsenautonomie wie folgt dar: Es gibt eine normale basale Autonomie. Durch Fehlanpassung an den Jodmangel nimmt die autonome Gewebsmasse im Laufe der Jahre immer mehr zu (euthyreote Autonomie), bis sie eine kritische Masse erreicht hat (fakultative Hyperthyreose), ab der eine erhöhte Jodzufuhr eine manifeste Hyperthyreose auslösen kann.

8.2.2
Diagnostik

- Klinik (Symptome der Hyperthyreose) vgl. Seite 104; bei „fakultativer Hyperthyreose" („Euthyreote Autonomie") können wiederkehrende Herzbeschwerden ein Hinweis sein, oft aber fehlen hierbei handfeste Beschwerden

- T3: Die hyperthyreote Stoffwechselentgleisung kündigt sich meist mit einer zunehmenden T3-Erhöhung an, dann folgt auch die T4-Erhöhung
- T4: ebenfalls erhöht
- TSH/TRH: Bei euthyreoter Autonomie und fakultativer Hyperthyreose kann der TRH-Test noch normal sein. Bei hyperthyreoter Funktionslage ist das TSH basal und nach TRH erniedrigt.
- Sonographie: Die autonomen Knoten stellen sich echoarm dar, oft von einem feinen echofreien Randsaum umgeben
- Szintigraphie: Die Basis-Szintigraphie kann bereits autonomieverdächtige Gewebeareale darstellen
- Suppressionstest: Nur mit dem Suppressionstest gelingt der sichere Beweis einer Schilddrüsenautonomie. Der TcTU ermöglicht eine quantitative Abschätzung des Hyperthyreoserisikos (bei euthyreoter Autonomie) und steuert damit die Therapie-Entscheidung
- TSH-Rezeptor-Autoantikörper (TRAK) : negativ (= kleiner als 10 %)

8.2.3
Therapie

Die Therapie der Hyperthyreose bei Autonomie wird mit der Therapie der immunogenen Hyperthyreose gemeinsam abgehandelt (vgl. Seite 121–125).

Die Indikation zu einer Therapie hängt vom Grad der Autonomie ab

Ob die euthyreote Autonomie behandelt werden soll, darüber gehen die Meinungen auseinander. Die Indikation zu einer Therapie hängt sicherlich vom Grad der Autonomie ab(quantitativ abschätzbar durch den Suppressionstest). Nimmt die euthyreote Autonomie so zu, dass eine fakultative Hyperthyreose festgestellt werden kann, sollte nach Auffassung des Autors eine Therapie durchgeführt werden, damit dem Patienten das latente Risiko einer schweren Hyperthyreose durch unkontrollierte Jodzufuhr erspart bleibt.

Da die Patienten bei der euthyreoten Autonomie und ihrem Grenzfall, der fakultativen Hyperthyreose, euthyreot sind, kommt eine medikamentöse Therapie („Gas" oder „Bremse") nicht in Betracht.

Es bietet sich entweder die Operation oder die Radiojodtherapie an. Der Radiojodtherapie dürfte dabei der Vorzug zu geben sein, da hiermit eine selektive Ausschaltung der autonomen Areale unter weitgehender Schonung der gesunden Anteil gelingt (Radiojodtherapie unter Suppressionsbedingungen).

8.3
Immunogene Hyperthyreose (Morbus Basedow)

Bei der immunogenen Hyperthyreose (= „Hyperthyreose vom Typ Morbus Basedow", „Autoimmunhyperthyreose") handelt es sich um eine wahrscheinlich genetisch bedingte Krankheit, bei der sich sich Autoantikörper gegen den TSH-Rezeptor an der Oberfläche der Schilddrüsenzelle bilden. Wie TSH haben diese Antikörper eine stimulierende Wirkung und regen daher die Schilddrüsenzelle zu vermehrter Aktivität an.

Die Symptome der Überschwemmung des Körpers mit Schilddrüsenhormonen sind auf Seite 104 aufgeführt. Während die Schilddrüsenautonomie nie mit Augenveränderungen gekoppelt ist,

findet sich bei immunogener Hyperthyreose in 40 % der Fälle eine „endokrine Orbitopathie".

Der Morbus Basedow ist wahrscheinlich genetisch bedingt

8.3.1
Endokrine Orbitopathie

Die endokrine Orbitopathie (endokrin = hormonell bedingt; Orbita = die Augenhöhle; pathie = Leiden) umfasst das, was man mit „Basedow-Augen" meint. Infolge eines Autoimmunprozesses kommt es zur Einlagerung von aufquellenden Substanzen in einige Strukturen des Augenhöhleninhalts, vor allem in die Augenmuskeln und in das hinter dem Augapfel liegende Fettgewebe.

Die endokrine Orbitopathie gilt heute als eigenständiges Krankheitsbild, das überzufällig häufig mit einer immunogenen Hyperthyreose vergesellschaftet ist. Die endokrine Orbitopathie kann auch mit einer normalen Schilddrüsenstoffwechsellage einhergehen. Es besteht grundsätzlich keine Korrelation

Infolge eines Autoimmunprozesses kommt es zur Einlagerung von aufquellenden Substanzen in Augenmuskeln und das hinter dem Augapfel liegende Fettgewebe

zwischen Schweregrad der endokrinen Augensymptome und der aktuellen Schilddrüsenfunktion. Wegen ihrer Beschwerden suchen die Patienten oft zuerst den Augenarzt auf.

Die Augenveränderungen betreffen meist beide Augen, nur in 10 % ein einziges. Nach Ausprägung der Augensymptome unterscheidet man 6 Schweregrade:

- Grad I: Das Oberlid bleibt etwas zurück, so dass die Lidspalte etwas weiter als normal wird (Oberlidretraktion). Zusätzlich hat der Patient etwas Schwierigkeiten beim Fixieren eines Gegenstandes (Konvergenzschwäche).
- Grad II: Es treten Schwellungen der Augenlider und der Bindehaut auf. Es kommt zum vermehrten Tränenträufeln.
- Grad III: Die Augäpfel treten hervor („Protrusio bulbi" oder „Exophthalmus"), bedingt durch eine Schwellung der Augenmuskeln und des hinter dem Augapfel gelegenen Fettgewebes.
- Grad IV: Es kommt zu unterschiedlich ausgeprägten Augenmuskelschwächen. Die hiermit verbundene unterschiedliche Kontraktionskraft in einem Muskel beider Augen führt zu Doppelsehen, zunächst erst beim Blick seitlich.
- Grad V: Es treten Geschwüre der Bindehaut auf.
- Grad VI: Beim ernstesten Krankheitsverlauf entwickeln sich Sehausfälle bis zur Erblindung („Maligner Exophthalmus").

Weitere Symptome sind:
- seltener Lidschlag
- oberhalb der Hornhaut ist ein weißer Streifen der Sklera zu sehen
- beim Senken des Blicks bleibt das Oberlid zurück
- lichtscheu
- schmerzhafter Druck hinter den Augen
- Kopfschmerzen
- eines der frühesten Zeichen ist oft eine Anschwellung der seitlichen Augenbrauenpartie (Abb. 8.6 und 8.7)

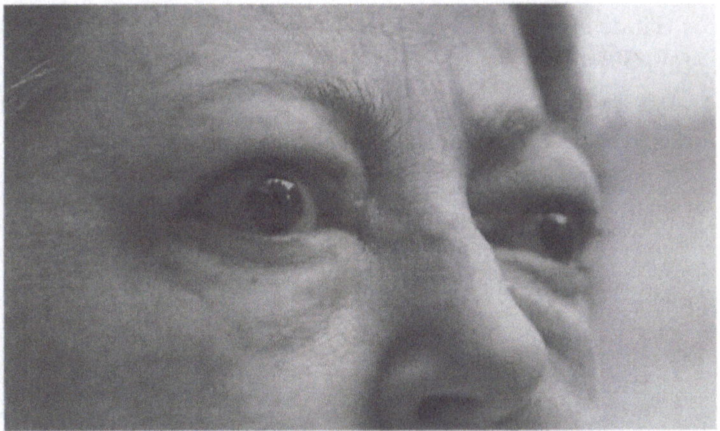

Abb. 8.6. Augenveränderungen bei Basedow-Erkrankung. Auffallend sind die Schwellungen der Oberlider und Augenbrauen

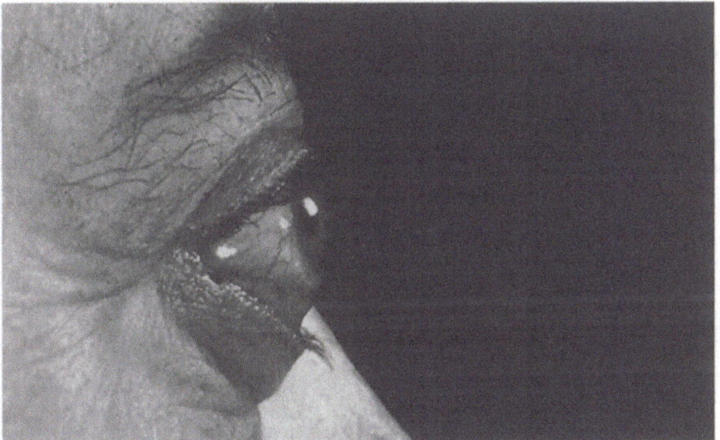

Abb. 8.7. Augenveränderungen bei Basedow-Erkrankung. Der Augapfel steht vor („Exophthalmus"). Der Exophthalmus kann auch einseitig bestehen

8.3.2
Therapie der endokrinen Orbitopathie

Eine die Ursache der Krankheit gezielt angehende Therapie kann es nicht geben, da man die Ursache nicht kennt.

Vor der Therapie sollte der Patient in einem ausführlichen Gespräch über seine Erkrankung aufgeklärt werden, damit er die sachliche Begründung für die hohe Anforderung an seine Geduld und die seines Arztes einsieht. Die Behandlung gehört in

Da man die Ursache nicht kennt, gibt es keinen gezielten Therapieansatz

die Hände eines Arztes mit viel Erfahrung und „Fingerspitzengefühl".

Das Hauptproblem liegt darin, eine Verschlechterung der Augensymptomatik zu verhindern.

- Zunächst muss die hyperthyreote Funktionslage normalisiert werden. Das geschieht medikamentös mit den Thyreostatika (vgl. Seite 121), zu einem späteren Zeitpunkt ist dann meist eine Radiojodtherapie erforderlich.
- Lokale Maßnahmen zur Linderung der Augenbeschwerden: Augentropfen (unter keinen Umständen jodhaltige Tropfen!) können das Augenbrennen mildern. Eine getönte Brille, evtl. mit seitlicher Abdunklung, kann die als schmerzhafte Stiche empfundenen gleißenden Sonnenstrahlen abschirmen.

Zur Reduktion der Schwellungen in der Augenumgebung empfiehlt sich die Kopfhochlagerung während des Schlafs (evtl. Keil unter das Kopfkissen). Ein sog. „Uhrglasverband" mit feuchten Kompressen hält nachts die nicht komplett geschlossenen Augen feucht.

- Inzwischen ist der schädliche Einfluss des Rauchens auf die Augensymptomatik gesichert. Nicht nur, dass Raucher ein erhöhtes Risiko haben, an einer Autoimmunhyperthyreose und dabei zusätzlich an einer Augenbeteiligung im Sinne eines Morbus Basedow zu erkranken.

Die endokrine Orbitopathie verläuft auch schwerer und therapieresistenter. Damit ist die Aufgabe des Rauchens eine elementare therapeutische Forderung, die vom Patienten unbedingt ernst genommen werden sollte.

Oft lässt sich weder durch die Normalisierung der Schilddrüsenstoffwechsellage und lokale Maßnahmen eine weitere Verschlechterung der endokrinen Orbitopathie verhindern. Dann müssen Glukokortikoide, besser bekannt als „Kortison", heran. Üblich ist eine hochdosierte Stoßtherapie, etwa in folgender Weise: eine Woche lang 40 mg täglich, in der zweiten Woche 35 mg täglich, jede weitere Woche eine weitere Reduktion um 5 mg / Tag. Über die mitunter als äußerst gravierend empfundenen Nebenwirkungen der Kortisonpräparate muss der Patient vor Einleitung der Therapie aufgeklärt sein. Nennenswerte Entscheidungsmöglichkeiten hat er allerdings kaum. Im Einzelfall mindert eine Verschlechterung der Augensymptomatik die Lebensqualität heftiger als die Kortisonnebenwirkungen.

- Alternativ oder begleitend ist eine Strahlentherapie der Augenpartie (Orbita) möglich. Je früher diese „Hochvoltbestrahlung der Orbita" eingesetzt wird, um so besser seien die Ergebnisse. Die Bewertung dieser Maßnahme ist jedoch recht kontrovers.
- Falls die Verschlechterung der Augensymptome dennoch ungehindert fortschreitet, bleibt die Möglichkeit zu einem operativen Eingriff an den Augen. Die „Orbitadekompressionsoperation" nimmt den Druck hinter den Augen, indem Platz geschaffen wird, etwa durch Entfernung eines Teils der knöchernen Augenhöhlenwand.

In jüngster Zeit wurde eine Operationsmethode (Prof. Olivari, Wesseling) entwickelt, bei der über einen Schnitt im Ober- und Unterlid lediglich das vermehrte Fettgewebe im Raum zwischen Augenmuskeln und Augenhöhlenwand hervor luxiert wird („Transpalpebrale Orbitadekompressionsoperation"). Diese Operation ist sehr effektiv und schonend, da wichtigste Strukturen wie z. B. der Sehnerv oder die Zentralarterie des Auges nicht berührt werden (Abb. 8.8).

Moderne Operationsmethode zur Druckverminderung an den Augen

8.3.3
Diagnostik der immunogenen Hyperthyreose

- Klinik (Symptome) vgl. Seiten 104 und 160
- T_3 und T_4: erhöhte Werte
- TSH / TRH: TSH erniedrigt
- negativer Ausfall des TRH-Tests
- TSH-Rezeptor-Autoantikörper (TRAK): erhöht (> 10 %). (Bei der Schilddrüsenautonomie mit Hyperthyreose ist der TRAK-Wert nicht erhöht.)
- Sonographie: Die gesamte Schilddrüse stellt sich mit diffuser Echoarmut dar
- Szintigraphie: homogene intensive Radionuklidanreicherung in der Schilddrüse. Der TcTU ist deutlich erhöht

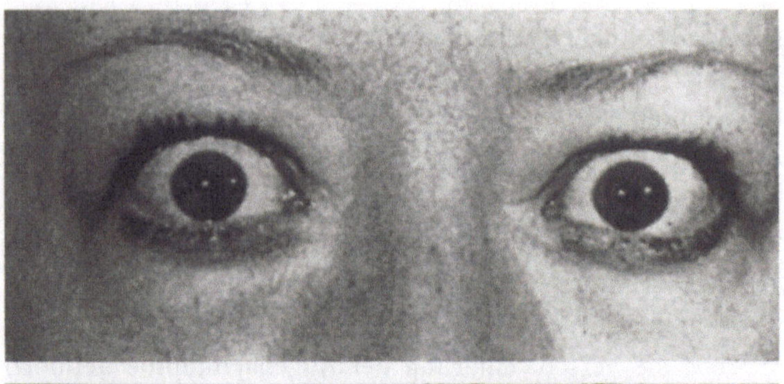

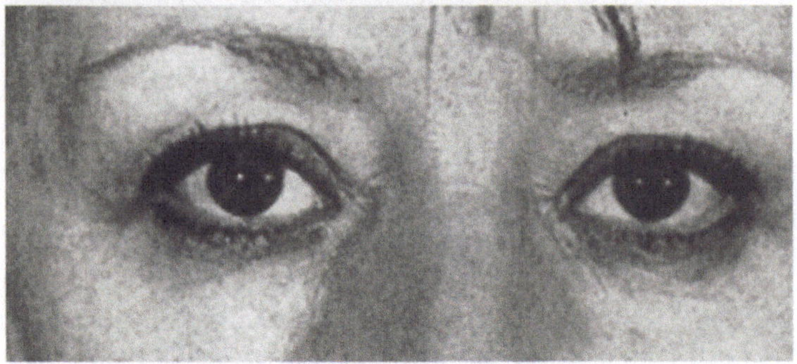

Abb. 8.8. Der obere Bildteil zeigt den Zustand der Augen vor der Operation. Der untere zeigt den Zustand nach Operation (nach Olivari). Vorstehen der Augäpfel, Doppeltsehen, Kopfschmerzen und Bindehautentzündung sind verschwunden

- Suppressionstest: bei manifester Hyperthyreose nicht indiziert
- bei endokriner Orbitopathie

Das Hervortreten der Augen kann mit einem Hertel-Exophthalmometer quantifiziert werden. Mit der Orbitasonographie können Augenmuskelverdickungen festgestellt werden (Abb. 8.9). Das Computertomogramm (CT) stellt die Augenmuskelverdickungen und die Vermehrung des Fettgewebes hinter dem Augapfel genauer dar (Abb. 8.9). Auch bei differentialdiagnostischen Schwierigkeiten, wenn z. B. ein Tumor ausgeschlossen werden soll, wird die Orbita-CT eingesetzt. In manchen Fällen stellt sich auch die Indikation zu einer Kernspintomographie.

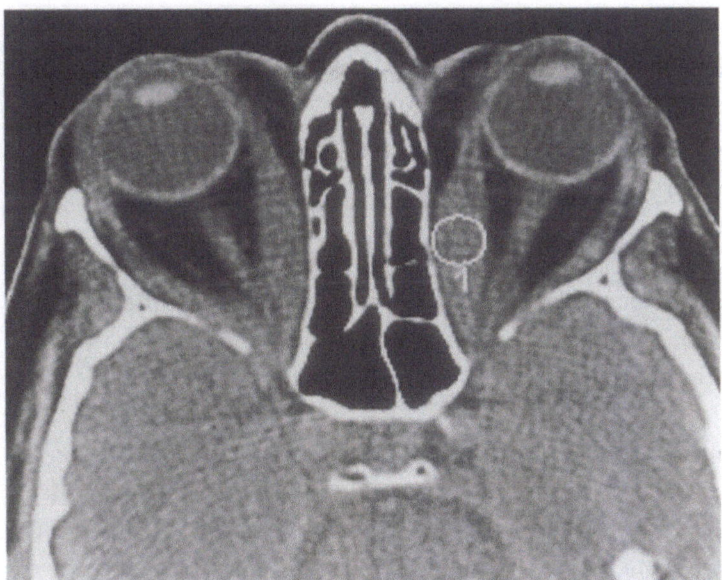

Abb. 8.9. Das Computertomogramm der Augenhöhlen (Orbitae) bei Basedow-Erkrankung zeigt in diesem Beispiel deutliche Verdickung jeweils jenes Muskels, der an der nasenwärtigen Seite des Augapfels ansetzt. Die Struktur, die von der Mitte der hinteren Begrenzung des Augapfels ausgeht, ist der unauffällige Sehnerv. Beim Blick zur Seite kontrahieren sich rechts und links unterschiedlich dicke Muskelzügel, sodass die Augenbewegung nicht synchron abläuft. Resultat: Doppelbilder

8.3.4
Therapie der Hyperthyreose

Grundsätzlich stehen 3 Therapieformen zur Verfügung:
- medikamentöse Therapie
- Operation
- Radiojodtherapie

8.3.5
Medikamentöse Therapie

Ziel der Therapie ist es, die Überschussproduktion von Schilddrüsenhormonen zu bremsen. Diese Medikamente zum Bremsen bezeichnet man als Thyreostatika (Thyreoidea = Schilddrüse; statika = zum Stehen bringen). Unterschiedliche Substanzgruppen greifen an unterschiedlichen Punkten der rasenden Stoffwechselfahrt an.

Ziel der Therapie ist es, die Überschussproduktion von Schilddrüsenhormonen zu bremsen

Thyreostatische Präparate und Handelsnamen:

- Thiamazol: Favistan; Thiamazol 5, 20; Thiamazol 40 mg inject. „Henning"; Thyrozol 5
- Carbimazol: Carbimazol 5, 10 „Henning"; Neo-Thyreostat
- Propycilthiouracil: Propycil
- Natrium-Perchlorat: Irenat

Perchlorate (Irenat-Tropfen) hemmen die Aufnahme von Jodid in die Schilddrüse und verhindern somit den Rohstoff-Nachschub für die Schilddrüsenhormonsynthese.

Nach 6 Tagen tritt eine spürbare Wirkung der Thyreostatika ein

Schwefelhaltige Thyreostatika hemmen den Zusammenbau vorfabrizierter Vorläuferprodukte in der Schilddrüse, verhindern jedoch nicht das Verlassen der bereits fertig produzierten Hormone aus der Schilddrüse. Daher kommt es, dass es etwa 6 Tage dauert, bis eine spürbare Wirkung dieser Thyreostatika eintritt. Man unterscheidet sog. Thiamazol-Präparate (Favistan, Thiamazol, Thyrozol) und Carbimazol-Präparate (neo-morphazole, Carbimazol, Neo-Thyreostat). Eine andere thyreostatisch wirksame Substanz ist das Propylthiouracil (Propycil).

Thiamazol- und Carbimazol-Präparate zeigen keine wesentlichen Unterschiede in ihrer Wirkungsweise. Sie sind die am meisten verwendeten Thyreostatika.

Es ist schwer, hier Dosierungsrichtlinien zu geben, da jeder einzelne Patient einer individuellen Entscheidung bedarf. Die Anfangsdosis („Initialdosis") beträgt für Carbimazol gewöhnlich etwa 15–40 mg täglich, die Dosis nach Beseitigung der hyperthyreoten Funktionslage („Erhaltungsdosis") etwa 2,5–15 mg täglich.

Es dürfte einleuchten, dass man in der akuten hyperthyreoten Phase, also während der übertourigen Raserei, nur auf die Bremse tritt, d. h. Thyreostatika anwendet.

Zwei verschiedene Strategien der medikamentösen Weiterbehandlung

Hat man dann aber das Stadium erreicht, in dem man das Auto wieder auf Normaltempo gebracht hat („euthyreote Stoffwechsellage"), findet sich der Patient mit zwei unterschiedlichen Strategien der medikamentösen Weiterbehandlung konfrontiert:

- thyreostatische Monotherapie
- Kombinationstherapie

Thyreostatische Monotherapie

Um ein erneutes Entgleisen in eine lebensgefährliche Raserei zu vermeiden, ist es nötig, das Bremspedal – mit nur leichtem Druck – zu kontrollieren. Die Schilddrüsenfunktion wird also mit einer relativ niedrigen thyreostatischen „Erhaltungsdosis" gebremst. Diese Therapieform bedarf häufigerer Kontrollen: reicht der gegenwärtige Druck aufs Bremspedal aus? Oder ist er gar zu stark?

Kombinierte Therapie

Tritt der Patient zu lange auf die Bremse, weil er beispielsweise die verordnete Dosis an Thyreostatika sechs Monate statt – wie angeordnet – nur sechs Wochen lang eingenommen hat, kann das schlimme Folgen für ihn haben: die Thyreostatika verursachen eine Unterfunktion (Hypothyreose) und aktivieren über den Regelkreis die Hirnanhangsdrüse. Es kommt zu einem Wachstumsstimulus auf die gesunden Schilddrüsenzellen mit dem Resultat einer Strumavergrösserung. Im Falle einer endokrinen Orbitopathie kann sich die Augensymptomatik durch die thyreostatisch erzeugte Unterfunktion erheblich verschlechtern.

Um diesen Risiken einer Thyreostatikaüberdosierung zu begegnen, empfehlen viele Schilddrüsenexperten eine zusätzliche Gabe von Schilddrüsenhormonen (Kombinationstherapie). Der Patient fährt also mit gleichzeitig getretenem Gas- und Bremspedal. Eine sicher sehr unökonomische Fahrweise, aber oft genug angebracht, wenn nicht ganz auszuschließen ist, dass der Patient die dringend empfohlenen Kontrollabstände einhält. Eine ausführlichere Aufklärung durch den Arzt wird in den meisten Fällen aber den Patienten zu einer verantwortungsvollen Mitarbeit motivieren können.

Als Nachteil der Kombinationstherapie mag angesehen werden, dass bei gleichzeitigem Gasgeben auch etwas stärker auf die Bremse getreten werden muss, d. h., dass die Dosis des Thyreostatikum etwas höher liegt als bei der alleinigen Thyreostatika-Therapie (Monotherapie).

Nebenwirkungen der Thyreostatika

Die seltenste, aber auch schlimmste Nebenwirkung ist die so genannte Agranulozytose. Das ist eine „allergische" Reaktion des Knochenmarks auf das Thyreostatikum: die Produktion der weißen Blutkörperchen im Knochenmark kommt zum Versiegen, eine mitunter tödliche Komplikation. Alarmzeichen können „Halsschmerzen mit Fieber" sein. Es ist daher unbedingt erforderlich, die Nebenwirkungsmöglichkeit einer Agranulozytose so früh wie möglich zu erkennen. Das geschieht zu Beginn der thyreostatischen Behandlung durch ein simples Pieksen in eine Fingerbeere, und das zweimal wöchentlich. In dem Blutstropfen werden die „Leukos" (Leukozyten = weiße Blutkörperchen) unter dem Mikroskop gezählt. Sinkt die Leuko-Zahl unter 3000 pro µl, muß sofort das Medikament gewechselt werden.

In der Leber können Thyreostatika vorübergehend zu Schäden führen

Die Thyreostatika werden in der Leber abgebaut und können hier zu (vorübergehenden) Schäden führen. Manche Patienten klagen auch über Magen-Darm-Beschwerden, Gelenkschmerzen, Hautrötungen und -jucken.

Es sei hier klar gesagt: Thyreostatika sind Gift, aber im Falle einer Hyperthyreose bleibt einem nichts anderes übrig, als diese Gifte einzunehmen. Denn die Vergiftung durch die in der eigenen Schilddrüse produzierten Hormone kann weitaus übler sein. Der Sie behandelnde Arzt ist über das Für und Wider informiert und wird es – abgestimmt auf Ihre persönliche Situation – abzuwägen haben.

Heilung des Morbus Basedow nur in 50 % der Fälle

Man muss wissen, das eine dauerhafte Heilung (Remission) durch medikamentöse Therapie des Morbus Basedow nur in 50 % der Fälle gelingt.

8.3.6
Operation

Eine definitive Behandlung der Hyperthyreose gelingt mit der Operation. Vor dem Eingriff muss jedoch durch thyreostatische Therapie die Schilddrüsenstoffwechsellage normalisiert sein (Näheres zur Operation vgl. Kapitel 5.2).

8.3.7
Radiojodtherapie

In vielen Fällen mag die Entscheidung Radiojodtherapie oder Operation gleichwertig sein. Zumindest bei Patienten mit einem Hyperthyreoserezidiv nach Strumaoperation oder mit einer kleineren Struma oder mit erhöhtem Operationsrisiko wird die Radiojodtherapie bevorzugt (Näheres zur Radiojodtherapie vgl. Kapitel 5.3).

8.3.8
Thyreotoxische Krise

Mit zunehmender Hyperthyreose besteht die Gefahr, in eine thyreotoxische Krise abzugleiten, das lebensbedrohliche Vorstadium des Koma. Diese gefährliche Entwicklung kann spontan bei einer Hyperthyreose auftreten, oft nach Gabe hoher Joddosen (Röntgenkontrastmittel, Medikamente) bei (unerkannter) Hyperthyreose oder dem Auftreten einer zusätzlichen schweren Erkrankung bei bestehender Hyperthyreose.

Hochgradiges Herzrasen steigert sich dann zum Vorhofflattern oder Kammerflimmern, der Blutdruck steigt; der Körper schwitzt bei 41 C und trocknet rasch aus; Erbrechen, Durchfälle, starke Angstgefühle, Kraftlosigkeit und Verwirrtheit leiten krisenhaft zum Koma über. Auf der Intensivstation wird man alle Mühe haben, diesen Patienten noch zu retten. Daher kommt alles darauf an, die Hyperthyreose rechtzeitig zu erkennen und zu behandeln sowie zusätzliche Gefährdungen auszuschalten (s. auch „Altershyperthyreose" Seite 160).

Schilddrüsenunterfunktion (Hypothyreose)

Unter Hypothyreose wird ein Defizit an Schilddrüsenhormonwirkung im Organismus (in den Zielorganen) verstanden.

Die Unterversorgung der Körperzellen mit Schilddrüsenhormonen führt zu verminderten Stoffwechselvorgängen im Körper. Alle Schweregrade sind möglich, von der latenten Hypothyreose bis hin zum Myxödem-Koma.

Die Ursachen der Hypothyreose können sehr unterschiedlich sein. Nach dem Sitz der Schädigung unterscheidet man:

- Primäre Hypothyreose: Der Defekt liegt in der Schilddrüse selbst. Er kann angeboren oder erworben sein.
- Sekundäre Hypothyreose: Die Hypothyreose entsteht durch einen Defekt in der Hypophyse mit Versiegen der TSH-Produktion.
- Tertiäre Hypothyreose: Ein im Hypothalamus gelegener Defekt führt zu einem TRH-Mangel.

Am häufigsten ist die primäre („thyreogene") Hypothyreose. Auf die seltene sekundäre (hypophysäre) und tertiäre (hypothalamische) Form wird hier nicht eingegangen.

9.1
Angeborene Hypothyreose

Auf etwa 3000 Neugeborene kommt ein Kind mit einer angeborenen Hypothyreose. Ursache kann eine Entwicklungsstörung der Schilddrüse sein, z. B. völliges Fehlen einer Schilddrüsenanlage (Aplasie oder Athyreose) oder eine zu klein entwickelte Schilddrüse an falschem Ort (Zungengrundstruma, Ektopie, Dystopie) und seltener ein Defekt in der Synthese der Schilddrüsenhormone.

Bei der Geburt ist das betroffene Kind zunächst noch weitgehend unauffällig. Um die Hypothyreose dennoch frühzeitig zu entdecken, wird routinemäßig bei jedem Neugeborenen – dieses „Neugeborenenscreening" ist gesetzlich vorgeschrieben – am fünften Tag nach der Geburt ein Blutstropfen aus der Ferse abgenommen und darin TSH bestimmt (TSH ist bei der Hypothyreose stark erhöht). Versäumte man die frühzeitige Diagnose und Therapie, würden sich schon bald die hypothyreoten Symptome ausbilden: Trinkfaulheit, Verstopfung mit vorgewölbtem Bauch, gedunsenes Gesicht, Bewegungsarmut.

In den nächsten Monaten und Jahren werden die Störungen augenfälliger: fehlproportionierter Zwergwuchs, vorzeitig gealtertes Gesicht, geistiges Zurückbleiben bis zur Idiotie, Schwerhörigkeit bis zur Taubheit, extreme Trägheit. Dieses Vollbild des „Kretinismus" tritt infolge des Neugeborenenscreenings heute nicht mehr auf. Die Früherkennung ist deshalb so außerordentlich wichtig, da bereits eingetretene Hirnschäden durch eine Therapie mit Schilddrüsenhormonen nicht mehr rückgängig zu machen sind: eine nur 3–4 Wochen nach der Geburt unerkannte und daher unbehandelte Hypothyreose setzt das Kind außerstande, später das Abitur zu schaffen.

Diese Form der Schilddrüsenunterfunktion erfordert eine lebenslange Behandlung mit Schilddrüsenhormonen.

Eine angeborene Form der Hypothyreose kann auch durch Jodmangel der Mutter entstehen. Immerhin haben 5–12 % der Neugeborenen in den südlichen Regionen Deutschlands – hier ist der Jodmangel am ausgeprägtesten – einen angeborenen Kropf. Die Hälfte dieser Kinder hat auch einen erhöhten TSH-Spiegel im Blut, so dass zumindest eine latente (subklinische) Hypothyreose (vgl. Seite 133) besteht. Eine klinisch manifeste Schilddrüsenunterfunktion wurde bei 0,3 % der Neugeborenen im Jodmangelgebiet des Harzes gefunden. Diese Form der Schilddrüsenunterfunktion ist durch ausreichende Jodgaben (50–100 µg / Tag bei Neugeborenen) zu beseitigen. Sie läßt sich vermeiden (Prophylaxe), wenn die Mutter während der Schwangerschaft und Stillzeit Jod einnimmt. Empfohlene Menge: ca. 200 µg Jod täglich.

Kretinismus als Folge angeborener Hypothyreose tritt heute durch Vorsorgeuntersuchungen nicht mehr auf

Angeborene Hypothyreose muss lebenslang behandelt werden

9.2
Erworbene Hypothyreose

Die meisten Patienten mit Hypothyreose findet man im Alter zwischen fünfzig und siebzig

Es gibt nur wenige Studien über die Häufigkeit (Prävalenz) der Hypothyreose bei der Gesamtbevölkerung. Man rechnet damit, dass 0,25–1,1 % eine Schilddrüsenunterfunktion haben. Untersucht man nur ältere Menschen über 60 Jahre, die in Altenheimen leben, findet man eine Hypothyreosehäufigkeit zwischen 1,1 und 3,4 %. Der Häufigkeitsgipfel der Schilddrüsenunterfunktion liegt zwischen dem 50. und 70. Lebensjahr.

Zusätzlich zur manifesten Hypothyreose sind noch ca. 2–5 % der Bevölkerung mit latenter (subklinischer) Hypothyreose zu rechnen.

Frauen sind 4- bis 5-mal häufiger betroffen als Männer.

Die häufigste Ursache einer im späteren Leben erworbenen Unterfunktion ist eine chronische Schilddrüsenentzündung

Die häufigste Ursache einer im späteren Leben erworbenen Unterfunktion ist eine chronische Schilddrüsenentzündung (Hashimoto-Autoimmunthyreoiditis), wobei Schilddrüsengewebe im Laufe vieler Jahre allmählich zugrunde geht. Eine Hypothyreose kann auch auftreten nach einer Struma-Operation, einer Radiojodtherapie, durch bestimmte Medikamente, nach zu langer oder hochdosierter thyreostatischer Behandlung und, wie so oft, auch ohne jegliche erkennbare Ursache (Abb. 9.1).

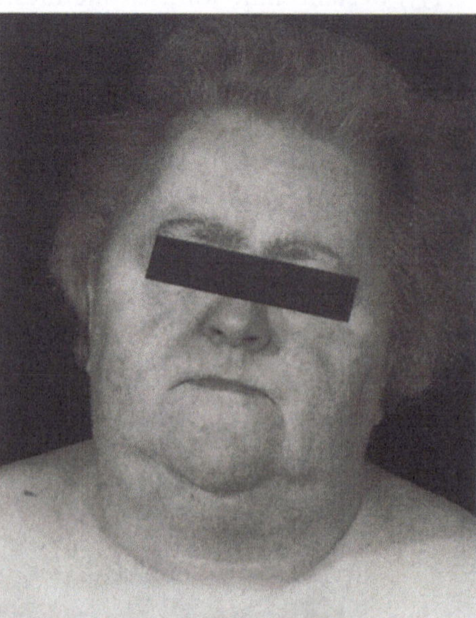

Abb. 9.1. Typisches Aussehen bei Schildrüsenunterfunktion

9.2.1
Beschwerden

Der Umgebung des Patienten fällt ein körperlicher und geistiger Leistungsabfall auf. So bietet der Patient eine extreme Antriebsarmut, Müdigkeit, Verlangsamung und eine depressive Verstimmung. Ein stumpfes Desinteresse spiegelt der Gesichtsausdruck wider.

Der Patient hat eine gesteigerte Kälteempfindlichkeit, seine Haut ist kühl, teigig und so trocken, dass es beim Entkleiden manchmal staubt. Das Haar ist trocken und brüchig. Trotz Appetitlosigkeit kommt es zu einer starken Gewichtszunahme („Myxödem") (Abb. 9.2).

Neben einer chronischen Verstopfung klagen Patienten mit Hypothyreose oft auch über „rheumatische" Gliederschmerzen und Schwerhörigkeit. Der Umgebung fällt eine raue, heisere Stimme auf.

Kurzum: Alle Stoffwechselvorgänge körperlicher und geistiger Art sind – je nach Ausprägung der Hypothyreose – mehr oder minder stark verlangsamt. Es ist, als trete jemand perma-

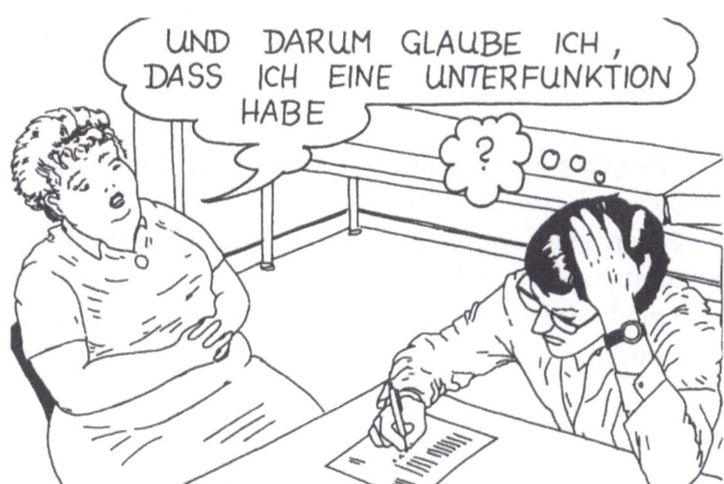

Abb. 9.2. Eine Gewichtszunahme kann zwar Ausdruck einer Schilddrüsenunterfunktion sein, in den meisten Fällen jedoch sind gestörte Essgewohnheiten die Ursache. Im Zweifelsfall lohnt sich eine Untersuchung der Schilddrüsenfunktion

nent auf die Bremse. Wird die Bremse noch stärker getreten, kann es zum Stillstand kommen: 40 % der Patienten mit „Myxödemkoma" sterben.

9.2.2
Diagnostik

Statt Altersabbau liegt manchmal eine Hypothyreose vor

Klinik (Symptome):

- Der Patient mit seinem trägen, verlangsamten Denken merkt selbst kaum, dass er sich krankhaft verändert hat, und er ist einfach zu „faul", einen Arzt aufzusuchen. Und die Anverwandten sehen in dem chronischen Verfall der Mutter oder Tante nur einen beklagenswerten schicksalhaften Altersabbau. Wichtig ist es also, bei Symptomen wie oben beschrieben an die Möglichkeit einer Hypothyreose zu denken.
- T_3: kann erniedrigt sein. Es kommen aber auch deutlich erhöhte T_3-Werte vor, die als nicht ausreichende kompensatorische Mehrproduktion des stoffwechselaktiveren T_3 zu deuten sind. Die T_3-Bestimmung ist also zur Diagnose der Hypothyreose unzuverlässig;
- T_4: erniedrigt;
- TSH-/TRH-Test: Das basale TSH ist stark erhöht, die TSH-Antwort nach TRH ist ebenfalls stark erhöht. Zur Diagnose der Hypothyreose genügt meist die Bestimmung des basalen TSH

Zur Diagnose der Hypothyreose genügt (fast immer) die Bestimmung des basalen TSH;

- Sonographie: oft verkleinerte Schilddrüse feststellbar;
- Szintigraphie: erforderlich, um jodstoffwechselaktives Schilddrüsengewebe zu lokalisieren. Der TcTU ist meist erniedrigt.

9.2.3
Therapie

Die Therapie ist so einfach – seit es die synthetischen Schilddrüsenhormonpräparate gibt. Der der Hypothyreose zugrundeliegende Mangel an Schilddrüsenhormonen wird durch lebenslange (!) Gabe eines Levothyroxinpräparates ausgeglichen.

Je ausgeprägter die Hypothyreose ist, um so langsamer muss die Substitutionstherapie eingeleitet werden. Ein zu intensives „Gasgeben" könnte ernste Herzrhythmusstörungen nach sich ziehen. Die individuell optimale Thyroxin-Dosis wird unter Berücksichtigung des Allgemeinzustandes des Patienten mit dem TRH-Test ermittelt (Näheres vgl. Seite 65ff).

9.3
Latente Hypothyreose – die Psyche spielt mit

Gesundheit und Krankheit sind keineswegs durch eindeutige Grenzwerte voneinander getrennte Zustände. Das Spektrum mag reichen vom Schwerstkranken bis zum „Ein-bisschen-Ungesunden". Und so gibt es auch bei Schilddrüsenerkrankungen die unterschiedlichsten Ausprägungen. Die latente Hypothyreose gehört zu den etwas schwieriger definierbaren Veränderungen. Sie kann Vorstufe der manifesten Hypothyreose sein, ist möglicherweise aber auch ein eigenständiges Krankheitsbild.

Die Labordiagnostik ergibt normale Werte für die T3- und T4-Konzentration im Serum. Das basale TSH ist normal bis leicht erhöht, TSH nach TRH (TRH-Test) kann durch eine grenzwertige Erhöhung allein diskret auffällig sein.

Nach überwiegender Meinung erscheinen die „Patienten" euthyreot, also von ausgeglichener klinisch erfassbarer Schilddrüsenstoffwechsellage, sie haben vielleicht eine kleine Struma, und es wird noch diskutiert, ob sie überhaupt behandlungsbedürftig sind.

Der Autor vertritt aufgrund eigener Untersuchungen (Doppelblindstudie an 29 Patientinnen, in Kooperation mit einer psychosomatischen Klinik) und Erfahrung folgende Ansicht:

Es gibt Frauen (in der Studie wurden Frauen zwischen 18 bis 30 Jahre untersucht) in einem Alter von ca. 18 Jahren bis über die Wechseljahre hinaus mit der oben dargestellten ziemlich uncharakteristischen Laborwertekonstellation.

Die Frauen klagen über Beschwerden im Sinne einer „vegetativen Labilität" und werden schnell lieblos in die Schublade „Hysterie" gepackt. Diese Patientinnen fühlen sich überwiegend „kaputt" (Leistungsknick), antriebsarm, lustlos und „ewig müde". Gleichzeitig aber sind sie „übernervös", gereizt und aggressiv. In ihrem Tief fühlen sie sich selbst durch bescheidenste Anforderungen überfordert und reagieren – in Verteidigung ihrer Trägheit – auf jede Störung sofort mit aggressiver Abwehr. Ab einer gewissen Ausprägung dieser Veränderungen mögen sie sich selbst nicht mehr leiden, und die Umwelt (Familie, Kollegen) hat sich sowieso schon mindestens distanziert. Depressionen treten auf. Medikamente (Antidepressiva) und psychologische/psychiatrische Behandlung sind oft erfolglos. Angstzustände mit allgemeiner Lebensangst und der ständigen Angst, zu versagen, nehmen diesen jungen Frauen, die für ihre Störungen „doch gar keinen Grund" haben, allmählich jede Lebenslust.

Nach Einleitung einer behutsam gesteigerten Substitutionstherapie mit Schilddrüsenhormonen kann eine erstaunliche Besserung beobachtet werden („Ich fühle mich wie neugeboren!"). Dieser wenig bekannte Zusammenhang mag folgendermaßen erklärbar sein:

Diese Patientinnen haben zwar normale T3- und T4-Werte im Blut. Aber „normal" ist ja lediglich eine grobe statistische Messlatte, die auf das untersuchte Individuum nicht unbedingt zuzutreffen braucht. (Der eine kommt mit 1500 Euro im Monat aus, der andere benötigt aber unbestreitbar das Doppelte, um seine Lebensbedingungen zu erhalten). Wenn nun der gemessene T3- oder T4-Wert, obwohl im Normbereich liegend, ein bisschen zu niedrig wäre für die betreffende Patientin? Darauf könnte auch ein oftmals diskret erhöhter basaler TSH-Wert oder eine erhöhte TSH-Antwort nach TRH hindeuten, zumindest aber eine möglicherweise auch nur diskrete Schilddrüsenvergrößerung. Jedes, das relativ niedrige Energieniveau überfordernde Ereignis könnte eine stoßartige, kurzfristige TSH-

Ausschüttung mit Spitzen von T3 und damit spontan Herzjagen, Nervosität usw. auslösen.

Eine regelmäßige, langfristige, ausreichend dosierte Behandlung mit Schilddrüsenhormonen bewirkt dann sowohl eine Anhebung des Energieniveaus als auch eine Bremsung der Hypophysenaktivität, also de facto eine Harmonisierung des „hysterischen" Verhaltens, eine Stabilisierung von Ausgeglichenheit.

Damit kein Missverständnis entsteht: Hiermit wird keineswegs behauptet, dass jetzt sämtliche Depressionen, Angstzustände und Suizidabsichten einfach und erfolgreich mit Thyroxin zu behandeln wären. Aber es gibt derartige Zustände – welchen prozentualen Anteil an „psychosomatischen" Beschwerden sie ausmachen, ist noch unklar –, die einer T4-Therapie zugänglich sind. Im Hinblick darauf lohnt sich vielleicht mal eine Schilddrüsenabklärung mehr, und der „Versuch" einer kontrollierten Thyroxin-Behandlung evtl. ebenfalls.

9.4
Niedrig-T3- und Niedrig-T4-Syndrom

Bei schweren akuten oder chronischen Erkrankungen,(nach Operationen, bei Leberzirrhose, unter Dauerbeatmung), unter verschiedenen Medikamenten und beispielsweise während des Fastens kommt es zu einem Absinken des T3- und manchmal auch des T4-Wertes, ohne dass wahrscheinlich eine Schilddrüsenunterfunktion besteht. Der TRH-Test kann negativ sein. Eine Substitutionstherapie wird nicht empfohlen.

Schilddrüsenentzündungen

Man unterscheidet 3 Hauptgruppen von Schilddrüsenentzündungen („Thyreoiditis" = Schilddrüsenentzündung), die völlig unterschiedliche Krankheiten sind:

- akute Thyreoiditis
- subakute Thyreoiditis
- chronische Thyreoiditis

10.1
Akute Thyreoiditis

- akute eitrige Thyreoiditis
- akute nicht eitrige Thyreoiditis

Die akute Thyreoiditis ist äußerst selten

Die akute Thyreoiditis ist extrem selten. Sie geht von bakteriellen Infekten der Halsregion aus. Die Schilddrüse ist allerdings relativ resistent gegenüber bakteriellen Infekten. Patienten mit akuter eitriger Thyreoiditis erkranken hoch fieberhaft mit starker Druckschmerzhaftigkeit der geröteten, gespannten Schilddrüsenregion, manchmal bildet sich ein Abszess, der operativ entleert werden muß. Ansonsten bringen Antibiotika rasche Besserung.

Zur Gruppe der akuten nicht eitrigen Schilddrüsenentzündungen gehört die Strahlenthyreoiditis. Sie tritt gelegentlich nach höherdosierter Radiojodtherapie auf oder nach externer Bestrahlung wegen nicht in der Schilddrüse gelegener Tumoren am Hals. Nur bei heftigeren Beschwerden (selten) ist eine Behandlung erforderlich (z. B. mit Kortisonpräparaten).

10.2
Subakute Thyreoiditis

Die subakute Thyreoiditis tritt meist nach einem Infekt der Luftwege auf

Die Subakute Thyreoiditis de Quervain ist parainfektiös, d. h. , sie tritt etwa 2 Wochen nach einem grippalen (Virus-)Infekt der Luftwege auf. Die Symptomatik ist merkwürdig und gleichzeitig typisch.

Nach einem Infekt, den man fast schon wieder vergessen hat, beginnt recht uncharakteristisch, erst schleichend, dann aber unerbittlich heftig, eine starke Abgeschlagenheit und

Schwäche mit schwerem Krankheitsgefühl. Die Blutsenkungs-
geschwindigkeit (BSG) ist so extrem erhöht (Werte oft über
100 mm n. W.), dass man von einer „Tumorsenkung" sprechen
könnte. Die Zahl der weißen Blutkörperchen („Leukos") im
Blut, sonst ein Anzeiger von Entzündungen, ist normal. Nicht
wenige Patienten mit dieser Erkrankung werden einer Tumor-
diagnostik unterzogen.

Manchmal fällt eine derbe Festigkeit der druckempfindli-
chen, oft äußerst schmerzhaften Schilddrüse auf. In der Früh-
phase, wenn bei der Entzündung Follikel in der Schilddrüse
zerstört werden, können vermehrt Schilddrüsenhormone ins
Blut gelangen und dort festgestellt werden. Eine thyreostatische
Therapie ist dann natürlich nicht indiziert (da Thyreostatika ja
nur eine vermehrte Produktion von Schilddrüsenhormonen
bremsen.) In der Spätphase kann sich eine Unterfunktion entwickeln. In zwei Drittel der Fälle heilt die Schilddrüse jedoch
vollständig aus.

10.2.1
Diagnostik

- Klinik (s. oben). Eine extrem erhöhte BSG in Zusammen-
  hang mit starkem Schmerz in der Schilddrüse und starkem
  Abgeschlagensein ist fast schon ausreichend für eine sichere
  Diagnose.
- Zusätzlich: Im Sonogramm findet sich eine herdförmige
  Strukturauflockerung, im Szintigramm eine stark vermin-
  derte Radionuklidanreicherung bzw. ein kalter Knoten. Die
  Sicherung der Diagnose bringt ggf. die Feinnadelpunktion
  bzw. die Zytologie.

10.2.2
Therapie

Trotz der Aussicht auf eine Spontanheilung in zwei Drittel der
Fälle können die Patienten unter so heftigen lokalen und allge-
meinen Beschwerden leiden, dass eine Therapie notwendig ist.
Mit einer Kortisonstoßtherapie (z. B. 40 mg Ultralan täglich,

Kortisonstoßtherapie

langsame Reduktion wöchentlich) gelingt meist eine „Wunderheilung". Bereits weniger als 6 h nach Beginn der Kortisontherapie fühlt sich der Patient – zuvor wochenlang subjektiv schwerstkrank – wie neugeboren.

Die subakute Thyreoiditis de Quervain ist ungefähr so häufig wie der Morbus Basedow

Anmerkung: Die subakute Thyreoiditis de Quervain gilt fälschlicherweise als selten. Das liegt daran, dass die Diagnose überwiegend klinisch (also nicht durch Laboruntersuchungen) gestellt wird und daher meist nur die Fälle mit schwerem Krankheitsbild auffällig werden. In einer speziellen Schilddrüsenambulanz mit der entsprechend vorhandenen ärztlichen Erfahrung und Kenntnis ist diese Erkrankung in ein bis fünf Prozent der Fälle zu diagnostizieren. Sie ist damit kaum seltener als der Morbus Basedow.

10.3
Chronische Thyreoiditis (Hashimoto)

Eine chronische Schilddrüsenentzündung ist meist Auslöser einer erworbenen Schilddrüsenunterfunktion

Häufigste Ursache für eine erworbene Schilddrüsenunterfunktion im Erwachsenenalter ist die Chronisch lymphozytäre Thyreoiditis. Im Kindesalter wurde aufgrund der inzwischen verbesserten Jodversorgung die Jodmangelstruma von der chronischen Thyreoiditis als häufigste Strumaursache abgelöst. Sie ist eine Autoimmunerkrankung, ähnlich wie die immunogene Hyperthyreose. Man unterscheidet 2 Formen:<margin> Thyreoiditis vom Typ Hashimoto und primär atrophische Thyreoiditis

■ Die Thyreoiditis vom Typ Hashimoto geht mit einer Struma einher. Durch gegen die eigenen Schilddrüsenzellen gerichtete Antikörper wie die gegen die Schilddrüsenperoxidase (TPO-Antikörper, früher Mikrosomale Antikörper MAK genannt) sowie gegen Thyreoglobulin (Thyreoglobulin-Antikörper = TAK) entsteht eine entzündliche Reaktion des Schilddrüsengewebes mit einer Vergrößerung und gummiartigen Verfestigung der Schilddrüse.
■ Die primär atrophische Thyreoiditis. Bei ihr sind je nach Ausmaß der Atrophie (= Schrumpfung) keine erhöhten Antikörper (mehr) nachweisbar. Damit schließt ein negativer Antikörpernachweis eine Autoimmunthyreoiditis keineswegs sicher aus.

Der betroffene Patient hat im typischen Fall zunächst gar keine oder allenfalls minimale Beschwerden. Erst im Laufe von Jahren, wenn sich schleichend eine Schilddrüsenunterfunktion einstellt, werden hypothyreote Symptome (vgl. Seite 131) geklagt.

Nicht selten ist die Autoimmunthyreoiditis mit anderen Autoimmunerkrankungen kombiniert: Diabetes mellitus, Perniziöse Anämie, Nebennierenrindenversagen (= Morbus Addison). Wegen einer familiären Häufung von Autoimmunerkrankungen sollte auch einmal häufiger an eine Schilddrüsenuntersuchung von Familienmitgliedern gedacht werden.

10.3.1
Diagnostik

Die Ultraschalluntersuchung zeigt eine mehr oder weniger geschrumpfte dunkle (diffus echoarme) Schilddrüse. Zusätzlich sind TPO-Antikörper-, gelegentlich TAK-Bestimmungen erforderlich (vgl. Seite 39) sowie ggf. eine Feinnadelpunktion.

10.3.2
Therapie

Die Therapie besteht in lebenslanger Einnahme (Substitutionstherapie) von Schilddrüsenhormonen. Je ausgeprägter die Unterfunktion, um so einschleichender hat die Therapie zu beginnen. Üblich ist die Gabe von Levothyroxin. Bei Schwierigkeiten mit der optimalen Dosierung kann auch ein Kombinationspräparat (T4 und T3 im Verhältnis 10:1, wie im Präparat Prothyrid) versucht werden.

Eine Kombination von Levothyroxin und Jodid wird bei der Behandlung der chronischen Autoimmunthyreoiditis zurückhaltend betrachtet, da Jod zu den Faktoren gehört, die den Autoimmunprozess stimulieren können. So wurde nachgewiesen, dass bei genetischer Veranlagung zu dieser Erkrankung diese nach Jodzufuhr eher ausbricht und einen rascheren Verlauf nimmt. Ein negativer Effekt ist erst bei höheren Joddosen zu erwarten, so dass kein Argument gegen die verbesserte Jodsalzversorgung der Bevölkerung gegeben ist.

Die Therapie besteht in lebenslanger Einnahme von Schilddrüsenhormonen

Bislang glaubte man, das diese Therapie ebenso wenig wie andere Medikamente den fortschreitenden Autoimmunprozess aufzuhalten imstande ist. Neuere Untersuchungen (tierexperimentell und klinisch) weisen jedoch darauf hin, dass durch eine vor Beginn des Funktionsverlustes einsetzende Einnahme von Levothyroxin die TPO-Antikörper und die beim Immunprozess beteiligten B-Lymphozyten in der Schilddrüse abnehmen.

10.3.3
Seltenere Formen der chronischen Thyreoiditis

Als Ursache einer Autoimmunthyreoiditis können außerdem in Frage kommen:

- Aids
- Interferon (ein bei der Behandlung von z. B. C-Hepatitis verordnetes Medikament)

Auf seltenere Formen der chronischen Thyreoiditis wird hier nicht näher eingegangen. Die sog. Riedel-Struma („Chronische, fibrös-invasive Thyreoiditis") ist so extrem selten, dass der Autor in mehr als 30 Jahren Berufserfahrung ganze vier Patienten erlebt hat. Es gibt auch unklare Übergangsformen zwischen Autoimmunthyreoiditis und Autoimmunhyperthyreose vom Typ Morbus Basedow: „Hyperthyreoiditis". Über andere Veränderungen wie beispielsweise die „Painless Thyroiditis" („Schmerzlose Thyreoiditis") ist noch wenig bekannt.

10.3.4
Postpartale Thyreoiditis
(nach der Entbindung auftretende Thyreoiditis)

Bei 3–8 % der Wöchnerinnen tritt sie 6–8 Wochen nach der Geburt auf. Sie verursacht meist keine Schmerzen in der Schilddrüse und kann mit normalen, erhöhten oder erniedrigten Schilddrüsenhormonwerten einhergehen. Bei einer nach einer Geburt auftretenden Depression sollte an diese Form der Thyreoiditis gedacht werden.

Eine Therapie ist meist nicht erforderlich. Entwickelt sich jedoch – gelegentlich nach einer Überfunktionsphase – eine bleibende Unterfunktion (in 20 %), ist eine Behandlung mit Schilddrüsenhormonen erforderlich.

Tritt eine Thyreoiditis nach einer Geburt auf, ist keine Therapie notwendig

Schilddrüsenkarzinom

In Deutschland erkranken pro Million Einwohner 10–30 Menschen jährlich an einem Schilddrüsenkarzinom

Schilddrüsenkarzinome machen 0,5–1,5 % aller Krebserkrankungen aus. Frauen sind 3-mal häufiger als Männer betroffen.

In der Bundesrepublik Deutschland erkranken pro Million Einwohner 10–30 Menschen jährlich neu an einem Schilddrüsenkarzinom. Todesfälle durch diese Krankheit treten pro Jahr und 100.000 Einwohner nur drei auf. Damit ist der Tod durch Schilddrüsenkarzinome sehr selten (angesichts der jährlichen Todesrate durch die anderen Krebsarten).

Es gibt verschiedene Schilddrüsenkarzinome

Es gibt nicht das Schilddrüsenkarzinom, sondern 15 verschiedene histologische Typen. Davon sind vier von herausragender Bedeutung, da sie 90 % aller Schilddrüsenkarzinome ausmachen:

- Follikuläres Karzinom (ca. 20–30 %)
- Papilläres Karzinom (ca. 50–60 %)
- Undifferenziertes (anaplastisches) Karzinom (ca. 5–10 %)
- Medulläres Karzinom (ca. 5–10 %)

Das follikuläre und papilläre Schilddrüsenkarzinom werden als differenzierte Schilddrüsenkarzinome zusammengefasst.

Bei einem papillären Schilddrüsenkarzinom kann der Patient eine normale Lebensdauer bei normaler Lebensqualität erwarten

Es ist nun ganz entscheidend wichtig – gerade für den Patienten und seine Angehörigen –, nicht nur bestürzt zu registrieren, dass ein Schilddrüsenkarzinom diagnostiziert wurde, sondern vor allem darauf zu achten, um welche Form es sich dabei handelt. Denn der Grad der Bösartigkeit (Malignität) des Tumors und damit der eventuelle Leidensweg und die Lebensaussichten des betroffenen Patienten unterscheiden sich teilweise ungeheuer voneinander. Es sei hier bereits vorweggenommen, dass beispielsweise die Diagnose eines papillären Schilddrüsenkarzinoms keineswegs ein schreckliches Todesurteil bedeutet. Bei dieser Form des Schilddrüsenkarzinoms kann der betroffene Patient eine normale Lebensdauer bei normaler Lebensqualität (!) erwarten.

Interessant ist: Bei Patienten, die wegen einer Knotenstruma mit kalten Knoten operiert werden, findet man erst bei der postoperativen feingeweblichen Untersuchung ein Karzinom. Je nach Ausprägung des regionalen Jodmangels liegt die Häufigkeit zwischen ein bis acht Prozent.

In diesem Zusammenhang sei ein erstaunliches Forschungsergebnis angefügt: Bei sehr sorgfältigen autoptischen Untersuchungen an Menschen, die nicht an einer Schilddrüsenkrankheit verstorben waren, stellte man fest, dass bis zu 36 % ein Schilddrüsenkarzinom besaßen. Dieses verborgene („okkulte") Karzinom war fast immer von geringer Größe und zu Lebzeiten nicht bekannt. Dieses erstaunlich häufige und unbemerkte Vorkommen von Schilddrüsenkarzinomen muß als Hinweis darauf gewertet werden, dass diese okkulten Karzinome nicht besonders bösartig sind, sondern dass man wahrscheinlich sehr viele Jahre ohne jegliche Beschwerden damit leben kann.

Aus diesem Forschungsergebnis wurden in letzter Zeit weitreichende therapeutische Konsequenzen gezogen. Doch darüber mehr im Kapitel über die Therapie des Schilddrüsenkarzinoms (vgl. Seite 150).

Auf die drängende Frage nach der Ursache des Schilddrüsenkarzinoms gibt es – will man nicht näher auf einige Hypothesen eingehen – nur die unbefriedigende Antwort: „Man weiß es nicht".

Neben dem histologischen Typ des Schilddrüsenkarzinoms ist die Tumorausbreitung von Bedeutung. Zur Dokumentation dient das 1987 von einer internationalen Expertenkommission überarbeitete „TNM – System zur Klassifikation maligner Schilddrüsentumoren".

T beschreibt darin die Ausdehnung des Tumors, N das Vorhandensein von regionären Lymphknotenmetastasen (N von nodulus = Knoten) und M das Vorhandensein von Fernmetastasen. Metastasen sind Tochtergeschwülste, die dadurch entstehen, dass sich ein Tumor entweder in Lymphbahnen hineinfrisst und in Lymphknoten verschleppt wird oder dass Tumorzellen über den Blutweg in andere Körperregionen transportiert werden, wo sie sich als Tumorkolonien vermehren (z. B. Lungen-, Skelett- oder Hirnmetastasen).

T – Primärtumor
- TX: Primärtumor kann nicht beurteilt werden
- To: kein Anhalt für einen Primärtumor
- T1: Der Tumor ist bis zu 1 cm groß und auf die Schilddrüse begrenzt

- T2: Der Tumor ist > 1 cm, aber nicht mehr als 4 cm in größter Ausdehnung, begrenzt auf die Schilddrüse
- T3: Tumor > 4 cm in größter Ausdehnung, begrenzt auf die Schilddrüse
- T4: Tumor in jeder Größe mit Ausbreitung jenseits der Schilddrüse

Vorhandensein regionärer Lymphknoten

N – Regionäre Lymphknoten
- NX: Regionäre Lymphknoten können nicht beurteilt werden
- N0: kein Anhalt für einen Befall der regionären Lymphknoten
- N1: regionäre Lymphknoten
- N1a: Metastasen in den Lymphknoten der betroffenen Halsseite
- N1b: Metastasen in den Lymphknoten auf beiden Halsseiten, der anderen Halsseite, in der Mittellinie oder im Mediastinum. (Das Mediastinum liegt zwischen den Lungenflügeln.)

Vorhandensein von Metastasen

M – Fernmetastasen
- MX: Das Vorliegen von Fernmetastasen kann nicht beurteilt werden
- M0: keine Fernmetastasen
- M1: Fernmetastasen vorhanden

Unter „pTNM" versteht man die pathologische Klassifikation, die postoperativ (nach der Operation) erstellt wird und die damit meist genauer ist als die Klassifikation vor der Operation.

Zum besseren Verständnis ein Beispiel: Bei einem Patienten findet der Chirurg einen in größter Ausdehnung 3 cm großen Tumor im rechten Schilddrüsenlappen mit einem Befall von 2 Lymphknoten in der rechten und von einem Lymphknoten in der linken Halsseite. Aufgrund sonstiger Untersuchungen besteht kein Hinweis auf Metastasen in anderen Organen. Die mikroskopische Untersuchung des Schilddrüsentumors ergibt ein papilläres Schilddrüsenkarzinom. Die Diagnose lautet in diesem Fall: „Papilläres Schilddrüsenkarzinom pT2N1bM0".

Die solchermaßen erstellte Diagnose liefert die entscheidenden Anhaltspunkte für weitere Therapieentscheidungen und die Prognose (Aussicht auf den Krankheitsverlauf).

11.1
Differenzierte Schilddrüsenkarzinome

In den letzten 15 Jahren hat sich der Anteil der – günstigeren – papillären Karzinome im Verhältnis zum Anteil der follikulären Karzinome verdoppelt. In der Schweiz wird dies auf die Einführung der Jodsalzprophylaxe zurückgeführt. Dieser Wandel kann jedoch auch simpel dadurch entstanden sein, dass seit der 1974 eingeführten WHO-Klassifikation der Schilddrüsentumoren jedes follikuläre Karzinom, das auch nur minimale Teile eines papillären Tumors aufweist, den papillären Tumoren zugerechnet wird. Doch welche Bedeutung hat es, ob das Karzinom follikulär oder papillär ist?

Follikuläres oder papilläres Karzinom?

Das papilläre Karzinom ist mit einer 10-Jahres-Überlebensrate von 85–90 % das am wenigsten bösartige Karzinom der Schilddrüse. Es bevorzugt das jüngere Lebensalter, wobei Frauen mehr als dreimal häufiger als Männer betroffen sind. Schon frühzeitig metastasiert es in die regionären Halslymphknoten und setzt erst spät Fernmetastasen.

Das papilläre Karzinom setzt erst spät Fernmetastasen

Demgegenüber brechen die von den Thyreozyten (Schilddrüsenzellen) ausgehenden follikulären Karzinome schneller in die Blutgefäße ein und bilden Lungen- oder Skelettmetastasen.

Hat ein papilläres Schilddrüsenkarzinom einen Tumordurchmesser von weniger als 1 oder 1,5 cm (über den genauen Grenzdurchmesser besteht keine Einigung), spricht man von einem „Mikrokarzinom". Oft handelt es sich um einen Zufallsbefund („okkultes Karzinom") bei der Operation einer Knotenstruma.

Diese papillären Mikrokarzinome stellen insofern eine Besonderheit dar, als sie die günstigste Prognose haben. Ist der betroffene Patient jünger als 40 Jahre, gibt es histologisch keine Zeichen grob zerstörerischen Wachstums und fehlen Lymphknotenmetastasen, so wird lediglich der betroffene Schilddrüsenlappen entfernt und – bis auf eine Schilddrüsenhormonbehandlung – auf jede weitere Therapie verzichtet.

Follikuläre Karzinome bilden schnell Lungen- oder Skelettmetastasen

Diese aus den USA stammende „harmlose" Einschätzung des papillären Mikrokarzinoms, die sich auf große Statistiken und die zitierten Autopsiebefunde stützt, wird in Deutschland gele-

Skepsis gegenüber der Harmlosigkeit pappillärer Karzinome

gentlich noch mit Skepsis betrachtet, so dass der Patient möglicherweise unterschiedliche Therapieempfehlungen erhält.

Die Sorge der Skeptiker: Wenn nun im anderen, nicht wegoperierten Schilddrüsenlappen ebenfalls ein oder gar mehrere Mikrokarzinome stecken? Stichwort: multizentrische Karzinomentstehung.

Eine andere Sonderform des papillären Schilddrüsenkarzinoms ist das gehäuft im höheren Lebensalter auftretende „onkozytäre (oxyphile) Karzinom", das kein Radiojod speichert und damit samt evtl. vorhandener Metastasen keiner Radiojodtherapie zugänglich ist. Hierbei ist der operative Eingriff radikaler zu gestalten, zumal es eine höhere lokale Aggressivität zeigt. Die 10-Jahresüberlebensdauer liegt zwischen 50 und 60 %.

Das follikuläre Schilddrüsenkarzinom bietet eine 10-Jahresüberlebensrate von 75–80 %. Es metastasiert vorwiegend über den Blutweg in Lunge und Skelett.

11.1.1
Therapie der differenzierten Schilddrüsenkarzinome

Bis auf die genannten beiden Sonderformen des papillären Karzinoms wird bei den differenzierten Schilddrüsenkarzinomen eine Therapie durchgeführt, die eine gute interdisziplinäre Zusammenarbeit zwischen Chirurgen, Nuklearmediziner und Internist/Hausarzt erfordert. Federführend sollte ein Zentrum sein, das über umfangreiche Erfahrungen in der Behandlung von Schilddrüsenkarzinompatienten verfügt.

Totale Thyreoidektomie. Darunter versteht man die operative vollständige Entfernung der Schilddrüse.

Bei aller Radikalität wird der Chirurg dabei so sorgfältig vorgehen, dass er den beidseits durch die Schilddrüse hindurchlaufenden Stimmbandnerv und die an der hinteren Schilddrüsenkapsel befindlichen Nebenschilddrüsen unbehelligt lässt. Gegebenenfalls werden auch die regionalen Lymphknoten entfernt.

Radiojodtherapie. Die nach der Operation fehlende Produktion der Schilddrüsenhormone wird zunächst nicht medikamentös ersetzt.

Etwa 10–14 Tage nach dem Eingriff wird in einer nuklearmedizinischen Abteilung eine sehr wichtige Untersuchung durchgeführt: eine Szintigraphie mit dem radioaktiven Isotop Jod-131. Dabei erkennt man, wieviel Restschilddrüsengewebe noch stehen blieb, und manchmal auch, ob radiojodspeichernde Metastasen vorhanden sind.

Unter stationären Bedingungen erfolgt die erste hochdosierte Radiojodtherapie. Die erste Dosis ist üblicherweise 50 mCi Jod-131. Die Dauer des stationären Aufenthalts ist nicht exakt vorherzubestimmen, richtet sie sich u. a. nach der (letztlich zunächst unbekannten) Menge noch vorhandenen Schilddrüsengewebes. Am Entlassungstag wird ein sog. „Ganzkörper-Verteilungsszintigramm" angefertigt (mit der noch im Körper vorhandenen Restaktivität von Jod-131). Manchmal werden erst jetzt evtl. vorhandene Metastasen sichtbar. (Anmerkung: Prinzipielles über die Radiojodtherapie auf Seite 79ff.)

Mit großer Wahrscheinlichkeit werden weitere Radiojodbehandlungen erforderlich sein. Da jede Klinik mit Radiojodtherapiestation ihr eigenes modifiziertes Therapie- und Organisationskonzept hat, können hier nur die Prinzipien des weiteren therapeutischen Verlaufs skizziert werden:

Die nächste stationäre Aufnahme wird etwa 6 Monate später erforderlich sein. Nun besitzen Sie (als Patient) keine Schilddrüse mehr und haben in Kürze den im Körper befindlichen Vorrat an Schilddrüsenhormonen verbraucht. Mit der regelmäßigen Einnahme von Schilddrüsenhormonen – die richtige Höhe der Dosis wird gelegentlich ambulant überprüft – werden Sie sich fit fühlen, „als ob nichts gewesen wäre".

Entsprechend der mit dem behandelnden Nuklearmediziner getroffenen Vereinbarung ist es etwa 4 Wochen vor dem stationären Aufnahmetermin soweit, dass Sie Ihr Schilddrüsenhormonpräparat absetzen müssen bzw. von Ihrem T4-Präparat vorübergehend für 2 Wochen auf ein T3-Präparat wechseln und dann ohne Schilddrüsenhormone leben. Für manche ist das ei-

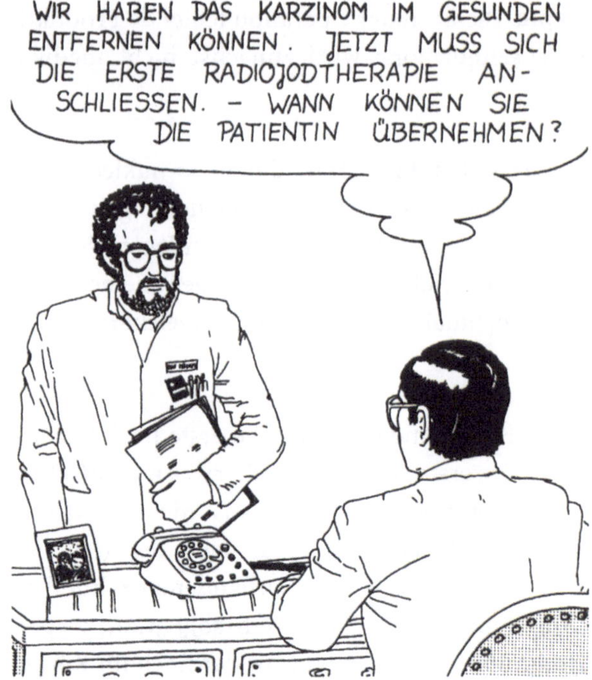

Abb. 11.1. Bei einem Schilddrüsenkarzinom ist eine enge Zusammenarbeit zwischen dem Chirurgen und dem Nuklearmediziner erforderlich

ne unangenehme Zeit, denn die jetzt eintretende Hypothyreose (Schilddrüsenunterfunktion) macht sich mit Müdigkeit und Gewichtszunahme bemerkbar. Das bewusst angestrebte Ziel einer ausgeprägten Hypothyreose ist wichtig, weil hierbei die Hypophyse zur vermehrten Produktion von TSH angefeuert wird. TSH aber hat ja u. a. die Wirkung, dass es verstärkt für eine Jodaufnahme sorgt. Unter laufender Behandlung mit Schilddrüsenhormonen wäre eine Radiojodtherapie völlig sinnlos, da bei durch die Hormone induzierter Bremsung der hypophysären Ausschüttung von TSH das Radiojod vom Körper nicht aufgenommen würde.

Kontrolle des
TSH-Spiegels

Der TSH-Spiegel im Serum wird durch eine Blutentnahme kontrolliert, und ist er nicht ausreichend erhöht (> 30 mU/L), müssen Sie noch ein paar Tage der Hypothyreose erdulden, so unangenehm das auch sein mag.

Die zweite Radiojodtherapie erfolgt mit 100 mCi Jod-131. Falls Metastasen im Körper vorhanden sind, können sie oft erst jetzt nachgewiesen werden. Zeigt sich am Entlassungstag noch jodspeicherndes Gewebe in der Schilddrüsenregion oder im übrigen Körper, bedeutet dies, dass eine weitere Radiojodtherapie erforderlich ist, etwa wieder ein halbes Jahr später.

Die Serie setzt sich in der Regel so lange fort, bis kein radiojodspeicherndes Gewebe (= Schilddrüsenkarzinom) mehr nachweisbar ist.

Die externe Strahlentherapie (z. B. mit dem Betatron) kann eine sinnvolle Ergänzung der Radiojodtherapie (als Bestrahlung von „innen") in manchen Fällen sein: bei Tumoren, die nicht im Gesunden entfernt werden konnten, also bei Tumorstadien pT4N0–3 und bei Lymphknotenmetastasen.

Strahlentherapie

11.1.2
Nachsorge

Nach abgeschlossener kombinierter Therapie beginnt die Nachsorge.

Über den reinen Ersatz der ausgefallenen eigenen Schilddrüsenhormonproduktion hinaus sollte die einzunehmende Hormondosis so hoch sein, dass der TRH-Test negativ ist als Indiz dafür, dass keine Wachstumsimpulse von der Hypophyse ausgehen. Es hat sich nämlich gezeigt, dass differenzierte Schilddrüsenkarzinomzellen biologisch aktive Rezeptoren (und damit eine Empfindlichkeit) für TSH besitzen und dass eine höherdosierte Schilddrüsenhormontherapie zu einer Tumorverkleinerung und einer niedrigeren Rezidivrate führt. (Der Autor selbst neigt dazu, die Dosis bis zur subjektiven individuellen Toleranzgrenze des Patienten zu steigern.)

Als wichtiger Nachsorgeparameter wird das Humane Thyreoglobulin (hTg) im Blut bestimmt. Da Thyreoglobulin nur von Schilddrüsenzellen, ob gutartig oder bösartig, synthetisiert werden kann, ist nach abgeschlossener Abtötung aller Schilddrüsenzellen ein Anstieg der Konzentration von Thyreoglobulin im Blut ein sicherer Hinweis darauf, dass wieder Schilddrüsen(karzinom)zellen im Körper gewachsen sind. Bei etwa 3 % der Patienten ist das Laborergebnis jedoch nicht zu verwerten (wegen Antikörperbildung).

Wenn nach Abtötung aller Schilddrüsenzellen ein Anstieg der Konzentration von Thyreoglobulin im Blut nachgewiesen wird, ist das ein sicherer Hinweis darauf, dass wieder Schilddrüsen(karzinom)zellen gewachsen sind

Zum Ausschluss von Lungenmetastasen dienen Röntgenaufnahmen der Lungen. Die Ganzkörperskelettszintigraphie deckt evtl. vorhandene Knochenmetastasen auf.

Als wertvolle Kontrolluntersuchung hat sich die Ganzkörperszintigraphie mit Thallium-201 oder ^{99m}Tc-MIBI erwiesen. Sie hat – in Verbindung mit der hTg-Bestimmung – die in früheren Jahren in allen Therapiezentren übliche und den Patienten immer wieder belastende diagnostische Ganzkörperszintigraphie mit Jod-131 zum Teil abgelöst. Vorteile dieser Szintigraphie: der Patient braucht vorher nicht das Schilddrüsenhormonpräparat langfristig abzusetzen; und diese Methode ist evtl. diagnostisch empfindlicher als die Jod-131-Szintigraphie.

Das Absetzen der Schilddrüsenhormone vor einer Kontrollszintigraphie mit Jod-131 kann seit jüngster Zeit durch Gabe von mit einer neuen Methode hergestelltem TSH vermieden werden. Dadurch lässt sich der TSH-Spiegel im Blut des Patienten auf den erforderlichen Wert steigern.

In unklaren Fällen ist evtl. auch eine Positronenemissionsszintigraphie (PET) zu erwägen.

Die zeitlichen Abstände der Nachsorgeuntersuchungen müssen mit Ihrem behandelnden Arzt besprochen und abgestimmt werden.

Bei dem dargelegten Therapiekonzept ist die Prognose der differenzierten Schilddrüsenhormone bemerkenswert gut. Selbst Lungen- und Knochenmetastasen lassen sich mit der Radiojodtherapie oft definitiv beseitigen. Wichtig bleibt jedoch immer das Zusammenspiel aller beteiligten Fachärzte und – last but not least – die Mitarbeit des gut aufgeklärten Patienten.

11.2
Medulläres Schilddrüsenkarzinom

Das medulläre Schilddrüsenkarzinom macht 5–10 % aller Schilddrüsenkarzinome aus. Es stammt nicht von den Schilddrüsenzellen (Thyreozyten) ab, sondern aus sog. C-Zellen, die zwischen den Follikeln liegen und die das Hormon Kalzitonin produzieren. Das medulläre Schilddrüsenkarzinom heißt daher auch C-Zell-Karzinom. In 20–30 % tritt es familiär bei dominantem Erbgang auf. Deswegen hat in die Diagnostik (Kalzitonin-Bestimmung im Blut) auch die gesamte Familie einbezogen zu werden. Oft ist der Tumor mit anderen hormonell aktiven Tumoren vergesellschaftet.

Die Therapie besteht aus einer möglichst radikalen Operation mit anschließender Substitutionstherapie. Da die C-Zellen keinerlei Beziehung zum Jodstoffwechsel haben, ist eine Radiojodtherapie eher nicht indiziert.

11.3 Undifferenziertes Schilddrüsenkarzinom

Der Ausdruck „undifferenziert" oder „anaplastisch" bedeutet, dass der Tumor derart bösartig ist, dass den sich rasch vermehrenden Zellen mikroskopisch nicht mehr anzusehen ist, aus welchem Organ sich der Tumor entwickelt hat. Das Karzinom infiltriert zerstörerisch die Umgebung und kann dabei zu schlimmen Komplikationen im Halsbereich und frühzeitiger Metastasierung in Lungen und Leber führen. Der Tumor tritt vorwiegend im höheren Lebensalter auf.

Bösartige Tumore

Der operative Eingriff sollte so radikal wie möglich sein. Eine Radiojodtherapie ist sinnlos, da die wildwuchernden („anaplastischen") Zellen ihre Herkunft aus der Schilddrüse und damit auch die Funktionen des Jodstoffwechsels vergessen haben. Sie reichern kein Jod-131 an. Ihr einziges terroristisches Ziel heißt Vernichtung. Gelegentlich hilfreiche Waffen im Kampf gegen dieses bösartigste Schilddrüsenkarzinom können die externe Strahlentherapie und die Chemotherapie sein. Die Überlebenszeiten erreichen selten mehr als ein Jahr. Vereinzelte Ausnahmen sind bei jüngeren Patienten bekannt.

Operation

Die Häufigkeit der anaplastischen Schilddrüsenkarzinome ist in den Ländern, die eine Jodsalzprophylaxe betreiben, deutlich zurückgegangen. Innerhalb der Schilddrüsenkarzinome ist es dort zu einer Verschiebung zu den wesentlich weniger bösartigen differenzierten Karzinomen gekommen. Eine Erklärung dafür steht noch aus, die Tatsache an sich wird aber als weiteres

Jodsalzprophylaxe

Argument für die Einführung der Jodprophylaxe angeführt. (Anmerkung: Grundsätzliches zur Schilddrüsenoperation und zur Radiojodtherapie vgl. Kapitel 5.2 und 5.3.)

Einige Besonderheiten

Es gibt bestimmte Gruppen von Patienten, die derartige Besonderheiten bieten, dass ihnen eigene kleine Kapitel gewidmet werden müssen. Zu diesen Patienten gehören:

- der alte Patient
- die schwangere Patientin
- das Kind

12.1
Der alte Patient

Bei alten Menschen (ab 60.–65. Lebensjahr) bietet das „Kapitel Schilddrüse" einige Besonderheiten. Es gehört zu den natürlichen Alterserscheinungen, dass die Schilddrüse kleiner und jodärmer wird, der Grundumsatz absinkt und die Konzentration von Cholesterin und Lipoproteinen (Fett-Eiweißstoffe, die zur Arterienverkalkung beitragen) im Serum ansteigt. In der Schilddrüse kommt es zur Abnahme der Höhe der Follikelepithelien und der Durchblutung, zu einer Vermehrung von Bindegewebe und gutartigen Knoten. Es wird weniger Jod in die Schilddrüse aufgenommen, ohne dass daraus ein funktioneller Defekt resultiert. Der Normalbereich der T_3- und T_4-Werte sinkt ab dem 60. Lebensjahr um etwa 20 % ab.

Mit dem Alter nehmen unter Jodmangelbedingungen knotige Veränderungen und Autonomien zu und lassen sich konservativ kaum noch effektiv behandeln.

Schilddrüsenerkrankungen führen gerade im höheren Alter zu außerordentlich großen diagnostischen Schwierigkeiten. Insbesondere die Hypothyreose und die Hyperthyreose verlaufen im Alter symptomarm oder „maskiert".

12.1.1
Altershypothyreose

Es ist mit einer Häufigkeit der manifesten Hypothyreose von 1,1–3,4 % zu rechnen. Zusätzlich findet sich in 5–10 % eine latente (subklinische) Hypothyreose. Typische Hypothyreosezeichen wie raue, schuppende, gelbliche Haut oder trockenes, schütteres Haar lassen sich zwar in vielen Fällen nachweisen, verlieren aber angesichts seniler atrophischer (durch körperlichen Abbau bedingt) Hautveränderungen an diagnostischem Wert. Auch die meisten anderen Unterfunktionssymptome lassen sich mit normalen Altersveränderungen verwechseln, bzw. sie überlappen sich mit ihnen.

Besonders werden als evtl. vorzeitiger Altersabbau fehlgedeutet:

- körperlicher Leistungsabfall
- geistiger Leistungsabfall
- Gedächtnisstörungen
- extreme Antriebsarmut und Verlangsamung
- Desinteresse
- Depressionen

Eine deutliche Gewichtszunahme, wie sie bei Hypothyreose im jüngeren Lebensalter typisch ist, ist bei älteren Kranken oft weniger ausgeprägt.

Oft zeigen die Patienten nur eine Schwerhörigkeit, einen Kräfteverfall, eine abnorme Kälteempfindlichkeit, so dass der Laie kaum an eine Schilddrüsenunterfunktion denkt.

Ein Kropf fehlt meist, da eine Hashimoto-Thyreoiditis die Schilddrüse weitgehend abgebaut hat (atrophische Verlaufsform). Im Sonogramm zeigt sich dann eine winzige Restschilddrüse, knapp ein Gramm groß, die mit ausgeprägter Echoarmut zusätzlich ihre Funktionsuntüchtigkeit kundtut.

Besonders alte Leute, alleinstehend oder im Altersheim, finden bei der hypothyreoten Antriebsarmut nicht den Weg zum Arzt. Deshalb sollten Angehörige und Pflegepersonal besonders auf die geschilderten Veränderungen achten und ggf. des Arzt einschalten.

12.1.2
Altershyperthyreose

Synonyme: „maskierte", „apathische", „oligosymptomatische" (symptomenarme) Hyperthyreose

Die einzige Symptomatik ist oft nur:

- Gewichtsverlust
- Kräfteverfall
- Sogenannte Altersdepression
- Herzschwäche („Kardiale Insuffizienz")

Bei 45 % der Patienten stehen Herzbeschwerden im Vordergrund. Bei 30 % von ihnen fehlen andere klinische Zeichen einer Hyperthyreose. Die so geannten klassischen Hyperthyreosezeichen (vgl. Seite 104) sind im Alter selten bzw. fehlinterpretierbar.

Klassische Hyper-
thyreosezeichen
sind im Alter selten

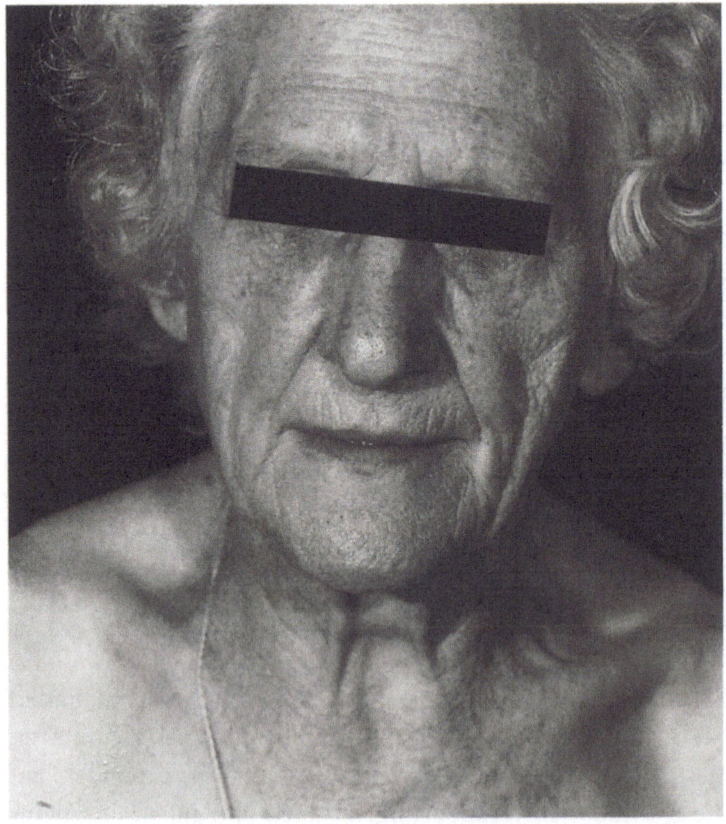

Abb. 12.1. Altershyperthyreose auch „apathische Hyperthyreose" genannt. Die Patientin wirkt ausgelaugt, erschöpft

Die Altershaut schwitzt nicht. Eine Verstopfung ist erheblich häufiger als Durchfälle. Das Zittern der Hände wird mit „Alterszittern" verwechselt. Die hypothyreote Muskelschwäche wird ebenfalls dem Alter angelastet.

Geradezu typisch untypisch ist das Aussehen. Die Patienten wirken irgendwie völlig erschöpft, ausgelaugt und apathisch (Abb. 12.1).

Eine rapide Gewichtsabnahme als einziges Hyperthyreosesymptom kann schlimme Folgen haben, wenn sie die Verdachtsdiagnose „Krebs" induziert. Wird dieser Patient nämlich mit jodhaltigen Kontrastmitteln „durchuntersucht", bevor die Schilddrüsenfunktion abgeklärt wurde, heizt man durch die Jodgabe die Hyperthyreose – nach einer vorübergehenden scheinbaren Besserung – noch stärker an. (Näheres zur Pathophysiologie des Jodstoffwechsels bei Autonomie vgl. Kapitel 8.2.)

Wird ein alter Patient mit unerkannter Hyperthyreose auf Krebs untersucht, ergeben sich aufgrund der jodhaltigen Kontrastmittel schlimme Folgen

12.2
Die schwangere Patientin

Das Kind im Mutterleib braucht für eine gesunde Entwicklung die liebevolle Zuwendung der Mutter (am besten auch des Vaters) und noch viel mehr, nicht zuletzt Jod.

In der 3. Schwangerschaftswoche bildet sich die Schilddrüse des Embryo.

Ab der 10.–12. Schwangerschaftswoche arbeitet sie selbstständig. Ab der 20. Woche ist T_4 und ab der 25. Woche T_3 im fetalen Blut nachweisbar. Ab der 20. Woche steigt TSH im Blut höher als das mütterliche Niveau. Ab diesem Zeitpunkt ist der Regelkreis Hypophyse-Schilddrüse funktionstüchtig: die Schilddrüsenfunktion ist unabhängig von der mütterlichen Schilddrüsenfunktion. Die Plazenta ist für TSH, Schilddrüsenhormone und Transporteiweiße undurchlässig, – in beiden Richtungen.

Schon in der dritten Woche bildet sich die Schilddrüse des Embryo

Bei fetaler Unterfunktion hat also eine Erhöhung der mütterlichen Schilddrüsenhormondosierung fast keine Wirkung auf den Feten. Jod, Thyreostatika (Medikamente gegen Schilddrüsenüberfunktion) und Betarezeptorenblocker (auch bei Über-

Jod, Thyreostatika und Betarezeptorenblocker passieren die Plazentarschranke

funktion der Mutter verabreicht), aber auch Schilddrüsenauto-antikörper passieren jedoch die Plazentarschranke, die den Feten ansonsten unabhängig gestaltet.

Die kindliche Schilddrüse ist aber auf ein ausreichendes Jodangebot angewiesen. Die mütterliche Schilddrüse kann ihm kaum helfen, denn T_3 und T_4 dringen nicht durch die Plazenta in den (getrennten) Blutkreislauf des Embryo. In der Schwangerschaft ist der Thyroxinbedarf der Mutter um 30–40 % gesteigert, und so braucht die Schwangere mehr Jod, etwa 230–260 µg / Tag. Da wir aber in einem Jodmangelgebiet leben, ist eine ausreichende Jodversorgung des Ungeborenen sowie der Mutter problematisch.

Die Verwendung von Jodsalz im Haushalt ist nicht ausreichend. Jodiertes Speisesalz enthält 15–25 mg Jod / kg. Wollte man also den Jodmangel durch tägliche Einnahme einer Mindestmenge von 100 µg Jod ausgleichen, müsste man täglich 5 g Jodsalz zu sich nehmen. Das aber ist mit bloßem Zusalzen nicht zu erreichen, mal abgesehen davon, dass zu hoher Salzverbrauch gesundheitsschädlich sein kann. Mit einer 2-maligen Seefisch-Mahlzeit pro Woche wäre die Jodversorgung leidlich gesichert.

Um einen angeborenen Kropf oder/und eine Unterfunktion des Kindes zu vermeiden, empfiehlt sich prinzipiell für jede Schwangere eine zusätzliche Einnahme von Jod, etwa in Form von Tabletten (z. B. 200 µg Jod täglich). Diese Empfehlung gilt auch für die Stillzeit. Nur, wenn eine Schilddrüsenüberfunktion anamnestisch oder aktuell zur Debatte steht, ist Vorsicht angebracht und unbedingt kompetente ärztliche Beratung erforderlich.

Zuviel Jod („Jodexzess") – durchaus unabhängig von der Schilddrüsenausgangssituation – kann ungünstig sein.

Eine ausreichende Jodversorgung während der Schwangerschaft verhindert nicht nur eine Störung der kindlichen Schilddrüse, sondern auch die Entwicklung einer Struma bei der Mutter. Ohne schilddrüsenspezifische Behandlung entwickelt sich nämlich gern im letzten Schwangerschaftsdrittel oder nach der Geburt bei der Mutter eine Struma, vor der jetzt üblichen Prophylaxe mit Jod immerhin bei zwei Drittel der Frauen.

Schilddrüsenerkrankungen in der Schwangerschaft erfordern eine gute Zusammenarbeit zwischen Hausarzt, Frauenarzt, Schilddrüsenspezialist (Nuklearmediziner oder Endokrinologe) und Kinderarzt.

War bei der Patientin bereits vor der Schwangerschaft eine Therapie mit Schilddrüsenhormonen verordnet worden, so muss sie ihr Thyroxin nach Bekanntwerden der Schwangerschaft unbedingt weiternehmen, am besten ergänzt um eine zusätzliche Jodgabe (vgl. auch Seite 72). Thyroxin ist ja keine schädliche Fremdsubstanz wie Contergan oder Nikotin. Mit Thyroxin wird nur der Mangel an körpereigenem T_4 ausgeglichen. Selbst ein Zuviel an Thyroxin wäre für den Embryo kaum schädlich: T_4 durchdringt nicht die Plazentarschranke.

Übrigens sind Frauen mit einem deutlichen Schilddrüsenhormonmangel meist steril, bei leichterer Hypothyreose neigen sie zu Fehlgeburten.

Frauen mit einer schweren, unbehandelten Hyperthyreose neigen zu Unfruchtbarkeit und Fehlgeburten. Bei einer leichteren Hyperthyreose kann eine spontane Besserung der Hyperthyreose im Verlauf der Schwangerschaft eintreten, so dass eine leichtere Hyperthyreose in der Schwangerschaft zunächst nur kontrollbedürftig, nicht aber unbedingt behandlungsbedürftig ist.

Sollte bei Überfunktion eine Behandlung mit Thyreostatika (vgl. Seite 121ff) erforderlich sein, ist unbedingt zu berücksichtigen, dass diese Medikamente plazentagängig sind, d. h. dass sie die Schranke der Plazenta durchdringen und auch die fetale Schilddrüse direkt beeinflussen. Die Dosierung ist so zu steuern, dass die Blutwerte für T_3 und T_4 eher leicht erhöht sind. Auf keinen Fall darf dem Lebewesen im Uterus eine Unterfunktion aufgedrängt werden.

Abweichend von der üblichen Schilddrüsendiagnostik wird bei Schwangeren auf den TRH-Test verzichtet. Eine Untersuchung mit ionisierenden Strahlen, daher auch mit radioaktiven Nukliden (Szintigraphie), ist prinzipiell kontraindiziert.

Thyroxin muss in der Schwangerschaft weiter genommen werden

Bei Schwangeren wird auf den TRH-Test verzichtet

12.3
Das Kind

Auf die angeborene Hypothyreose wurde bereits eingegangen (vgl. Seite 128). Eine angeborene Hyperthyreose (immunogene Hyperthyreose) ist mit einem Fall auf etwa 3000–5000 Geburten so selten, dass diese Erkrankung hier übergangen wird.

Stattdessen sind einige Besonderheiten zur Diagnostik und Therapie hervorzuheben:

Diagnostik

Auf eine Szintigraphie ist immer zugunsten einer Sonographie zu verzichten. Einzige Ausnahme: ein isolierter Schilddrüsenknoten ist hochverdächtig auf ein bösartiges Geschehen (sehr selten). Beim TRH-Test – wenn überhaupt erforderlich – wird eine dem Körpergewicht angepasste Dosis TRH gegeben (ca. 7 µg/kg Körpergewicht)

Therapie

Die (um die Pubertät herum auftretende) Jodmangelstruma sollte mit Jodgaben (etwa 150–200 µg Jod täglich) behandelt werden. Erst nach längerem (> 6 Monate) Nichtansprechen auf die Jodbehandlung sollte auf eine (zusätzliche) Thyroxingabe übergegangen werden.

Besser wäre eine gesetzlich fixierte ausreichende Jodversorgung der Bevölkerung!

Bei der inzwischen verbesserten Jodversorgung werden „Pubertätskröpfe" wohl seltener werden. Schon heute wird daher bei Strumen im Kindes- und Jugendalter häufiger an eine Hashimoto-Thyreoiditis gedacht werden müssen.

Eine Radiojodtherapie wird allgemein akzeptiert zur Behandlung des differenzierten Schilddrüsenkarzinoms. Zur Behandlung der kindlichen Hyperthyreose wird die Radiojodtherapie in den USA schon lange eingesetzt, kann sich in Deutschland – obwohl die Altersgrenze kürzlich „offiziell" gefallen ist (vgl. Seite 83) – allerdings immer noch nicht recht durchsetzen.

Anhang

Erklärung wichtiger Ausdrücke

Adenom
allgemein: Knoten in einer Drüse

Adenom, autonomes
Ein Knoten in der Schilddrüse, der nicht dem Regelkreis gehorcht.

Anamnese
Krankheitsgeschichte

Autoantikörper
Immunologische Abwehrstoffe, die der Organismus nicht gegen fremde, sondern gegen eigene Substanzen bildet.

Autoimunthyreoiditis
Schilddrüsenentzündung, die durch Autoantikörperbildung hervorgerufen wird.

Autonomie
Vollständige oder teilweise Unabhängigkeit der Schilddrüsenhormonproduktion vom Regelkreis, also ohne Beziehung zum Hormonbedarf des Körpers. Eine der Ursachen für eine Schilddrüsenüberfunktion.

Basedow`sche Krankheit
Eine Form der Schilddrüsenüberfunktion, verbunden mit Kropf und hervorstehenden Augen.

Betablocker
Medikamente, die einen erhöhten Pulsschlag normalisieren können.

Betastrahlung
Entsteht beim radioaktiven Zerfall verschiedener Elemente. Bei der Radiojodtherapie von Schilddrüsenerkrankungen ist

die Betastrahlung des Jod-131 für die Verkleinerung eines Kropfes verantwortlich.

Carbimazol

Arzneimittel zur Behandlung der Schilddrüsenüberfunktion

C-Zellen-Karzinom

Eine Form des Schilddrüsenkarzinoms, die von den zwischen den Schilddrüsenfollikeln liegenden C-Zellen ausgeht.

Endemische Struma

Kropf ohne Unter- oder Überfunktion (auch: „euthyreote Struma" oder „blande Struma"). Die mit Abstand häufigste Kropfform.

Endokrine Orbitopathie

Krankhafte Augenveränderungen bei Basedow`scher Krankheit

Euthyreose

Normale Schilddrüsenfunktion

Fakultative Hyperthyreose

Höhergradige Autonomie der Schilddrüse, bei der eine vermehrte Jodzufuhr eine schwere Schilddrüsenüberfunktion auslösen kann.

Feedback-System

Regelkreis

Follikel

Die Schilddrüse ist aus Bläschen (Follikel) zusammengesetzt.

Follikuläres Schilddrüsenkarzinom

Eine Karzinomform, die zu den differenzierten Schilddrüsenkarzinomen gehört.

FT_3

Freies T_3 (Trijodthyronin), das eigentlich biologisch aktive Schilddrüsenhormon

FT$_4$

Freies T$_4$ (Thyroxin), neben FT$_3$ das andere wichtige Schilddrüsenhormon

Gammakamera

Nuklearmedizinisches Gerät, mit dem Szintigramme aufgenommen werden

Globusgefühl

Gefühl von Kranken mit mitunter noch kleinem Kropf, verbunden mit Schluckbeschwerden und einem Fremdkörpergefühl im Hals.

Hashimoto-Thyreoiditis

Häufigste Form der Schilddrüsenentzündungen

Heißer Knoten

Knoten, der im Szintigramm eine verstärkte Aktivitätsanreicherung zeigt; oft steckt ein autonomes Adenom dahinter.

Hirnanhangsdrüse

(= Hypophyse) Hirnteil an der inneren Schädelbasis, der u.a. das TSH produziert.

Hyperthyreose

Schilddrüsenüberfunktion (hyper = über; im Gegensatz zu hypo = unter)

Hypophyse

siehe: Hirnanhangsdrüse

Hypothalamus

Hirnteil, der TRH produziert .

Hypothyreose

Schilddrüsenunterfunktion (hypo = unter)

Immunthyreoiditis

Schilddrüsenentzündung, die durch Autoantikörperbildung hervorgerufen wird.

Jodprophylaxe

In einem Jodmangelgebiet Vorbeugung einer Kropfbildung durch ausreichende Zufuhr von Jod

Kalter Knoten

Knoten mit stark verminderter oder fehlender Anreicherung im Szintigramm. In etwa 3 Prozent der Fälle kann ein Karzinom sich darin verbergen. Daher ist eine weitere Abklärung mit Sonographie und evtl. Feinnadelpunktion erforderlich.

Karzinom

Krebs

Kolloid

Substanz, die von den Schilddrüsenzellen ins Innere des Follikels abgegeben wird.

Kropf (Struma)

Vergrößerte Schilddrüse, verbunden mit einer normalen („euthyreote Struma"), verstärkten oder verminderten Schilddrüsenhormonproduktion

Levothyroxin

Korrekte Bezeichnung für das Schilddrüsenhormon Thyroxin $(= T_4)$

Metastasen

Tochtergeschwülste bösartiger Tumoren

Myxödem

Teigige Schwellung bei Schilddrüsenunterfunktion

Nuklearmedizin

Fachgebiet der Medizin (wie z.B. Orthopädie oder Augenheilkunde), in dem radioaktive Stoffe zur Diagnostik und Therapie eingesetzt werden

Orbita

Augenhöhle

Radiojodtest

Früher Standardverfahren der Schilddrüsendiagnostik, heute nur noch zur Dosisfestlegung vor einer Radiojodtherapie angewendet.

Radiojodtherapie

Wirksames nuklearmedizinisches Behandlungsverfahren zur Verkleinerung eines Kropfs und/oder der Beseitigung einer Schilddrüsenüberfunktion.

Radionuklid-Uptake

Aufnahme (= uptake) einer radioaktiven Substanz (meist Technetium-99m) in die Schilddrüse

Regelkreis

Die Schilddrüsenhormonproduktion wird normalerweise im Sinne eines Regelkreises (wie. z.B. beim Thermostat) gesteuert und kontrolliert.

Rediziv

Rückfall, z.B. erneutes Auftreten einer Schilddrüsenüberfunktion

Rezidivstruma

nach einer Operation (oder Radiojodtherapie) erneut wachsender Kropf

Sonographie

Ultraschalluntersuchung

Struma

lateinischer Ausdruck für Kropf

Subakute Thyreoiditis

Besondere Form der Schilddrüsenentzündungen

Substitutionstherapie

Ersatz (= Substitution) eines Mangels, hier: Behandlung mit Schilddrüsenhormonen

Suppressionstest

Diagnostische Methode, mit der die Funktionstüchtigkeit des Regelkreises zwischen Schilddrüse und Hirnanhangsdrüse geprüft wird.

Szintigraphie

Nuklearmedizinisches diagnostisches Verfahren, mit dem nach Gabe einer radioaktiven Substanz deren Verteilung im Körper oder einem Organ (z.B. Schilddrüse) bildlich dargestellt wird.

T_3

Das Schilddrüsenhormon Trijodthyronin (→ auch: FT3)

T_4

Das Schilddrüsenhormon Tetrajodthyronin (= Thyroxin) (→ auch FT4)

Technetium-99m - Pertechnetat

Für die Schilddrüsenszintigraphie verwendete radioaktive Substanz

Thyreoglobulin

Stoff im Innern eines Schilddrüsenfollikels, wo die Fabrikation und Speicherung der Schilddrüsenhormone geschieht. Die Bestimmung des Thyreoglobulin (hTg) im Blut ist vor allem beim Schilddrüsenkarzinom wichtig.

Thyreoidea

Lateinischer Ausdruck für Schilddrüse

Thyreoiditis

Schilddrüsenentzündung

Thyreostatika

Medikamente zur Behandlung einer Schilddrüsenüberfunktion

Thyreotoxische Krise

Lebensgefährliche Ausprägung einer Schilddrüsenüberfunktion

Thyreozyten

Zellen der Schilddrüse

Thyroxin

→ T_4 und FT_4

Tremor

Zittern (der Hände bei Schilddrüsenüberfunktion)

TSH

Thyreoidea Stimulierendes Hormon; von der Hirnanhangsdrüse produziert

TRH

Thyreotropin (= TSH) Releasing Hormon (TSH freisetzendes
Hormon, vom Hypothalamus gebildet)

TRH-Test

Diagnostisches Verfahren, mit dem der Regelkreis geprüft
wird

Trijodthyronin

→ T_3 und FT_3

Zyste

Krankhafte Hohlraumbildung in einem Organ, gut mit Ultraschall festzustellen.

Zytologie

Zellkunde. Die bei einer Feinnadelpunktion gewonnenen
Zellen werden unter dem Mikroskop zytologisch untersucht.

Sachverzeichnis